# 老年照护图解丛书
## ——老年糖友俱乐部

主 审　王 斐

主 编　魏丽丽

副主编　安妮娜　李 丽

编 者（以姓氏笔画为序）

于立敏（青岛大学附属医院）　　　沙海玉（青岛大学附属医院）

王 华（青岛大学附属医院）　　　张 倩（青岛大学附属医院）

王淑芹（青岛大学附属医院）　　　张 雯（青岛大学附属医院）

王晶晶（青岛大学附属医院）　　　张 蕊（青岛大学附属医院）

王静远（青岛大学附属医院）　　　张艺馨（青岛大学附属医院）

王慧敏（青岛大学附属医院）　　　张芳芳（青岛大学附属医院）

冯秀丽（青岛大学附属医院）　　　张楠楠（青岛大学附属医院）

宁桂新（青岛大学附属医院）　　　金成彦（青岛大学附属医院）

刘丽萍（青岛大学附属医院）　　　屈利娟（青岛大学附属医院）

闫 鑫（青岛大学附属医院）　　　孟 丹（青岛大学附属医院）

安妮娜（青岛大学附属医院）　　　赵 红（青岛大学附属医院）

许福春（青岛大学附属医院）　　　赵显芝（青岛大学附属医院）

李 云（青岛大学附属医院）　　　姜 晨（青岛大学附属医院）

李 卉（青岛大学附属医院）　　　骆 梅（青岛大学附属医院）

李 丽（青岛大学附属医院）　　　徐 艳（青岛大学附属医院）

李 慧（青岛大学附属医院）　　　徐彦娜（青岛大学附属医院）

李延江（青岛大学附属医院）　　　高 娜（青岛大学附属医院）

李漫漫（青岛大学附属医院）　　　窦娴丽（青岛大学附属医院）

邹莹莹（青岛大学附属医院）　　　魏丽丽（青岛大学附属医院）

人民卫生出版社

·北 京·

**图书在版编目（CIP）数据**

老年糖友俱乐部 / 魏丽丽主编. —— 北京：人民卫生出版社，2021.5
（老年照护图解丛书）
ISBN 978-7-117-31506-7

Ⅰ．①老… Ⅱ．①魏… Ⅲ．①老年人 - 糖尿病 - 防治 - 图解 Ⅳ．① R587.1-64

中国版本图书馆 CIP 数据核字（2021）第 079858 号

| 人卫智网 | www.ipmph.com | 医学教育、学术、考试、健康，购书智慧智能综合服务平台 |
| --- | --- | --- |
| 人卫官网 | www.pmph.com | 人卫官方资讯发布平台 |

**老年照护图解丛书——老年糖友俱乐部**
Laonian Zhaohu Tujie Congshu——Laonian Tangyou Julebu

主　　编：魏丽丽
出版发行：人民卫生出版社（中继线 010-59780011）
地　　址：北京市朝阳区潘家园南里 19 号
邮　　编：100021
E - mail：pmph @ pmph.com
购书热线：010-59787592　010-59787584　010-65264830
印　　刷：北京盛通印刷股份有限公司
经　　销：新华书店
开　　本：710×1000　1/16　印张：10
字　　数：139 千字
版　　次：2021 年 5 月第 1 版
印　　次：2021 年 7 月第 1 次印刷
标准书号：ISBN 978-7-117-31506-7
定　　价：49.00 元

# 《老年照护图解丛书》
## 编写委员会

编委会主任　吴欣娟
编委会副主任　魏丽丽　黄　霞

编　　委（以姓氏笔画为序）
朱永洁　刘娅婻　吴欣娟　柳国芳　祝　凯　黄　霞　魏丽丽

编委会秘书组（以姓氏笔画为序）
吕世慧　李　丽　李　霞
总主审　牛海涛
总主编　黄　霞　魏丽丽

分册主编（以姓氏笔画为序）
朱永洁　刘娅婻　柳国芳　祝　凯　黄　霞　魏丽丽

中华护理学会 青岛市护理学会科普委员会 青岛大学附属医院 组织编写

# 序

随着生活水平的提高，人口老龄化已成为我国需要面临和解决的问题之一。据调查，截至 2020 年年底，中国 60 岁以上的老年人达到 2.64 亿，占总人口的 18.7%，其中超过半数患有慢性病。心脑血管疾病、退行性骨关节病、慢性阻塞性肺疾病、糖尿病等疾病的发病率最高，且大多数老年人同时患其中的 2 ~ 3 种疾病。重大慢性病过早死亡率在 2015 年高达 19.1%，《"健康中国 2030"规划纲要》提出，2030 年我国平均寿命要提高到 79.0 岁，重大慢性病过早死亡率降低至 13.37%。由此可见，加强老年人常见病、慢性病的健康指导和综合干预，强化老年人健康管理，推动老年人心理健康与关怀服务开展，推动居家老年人长期照护服务发展，是达到纲要要求和健康目标的重要手段。

随着身体功能的衰退，老年人对自身的健康状态越来越关注，迫切希望获取自我保健和居家照护等方面知识。互联网时代医学科普宣传中存在大量"害人不商量"的伪科学和"无用也无害"的非科学。由于老年人基础医学知识匮乏，辨别"伪科普"的能力欠缺，所以亟需医学专业人士本着负责、严谨及循证的原则来进行医学科普书籍的策划和编写。

《老年照护图解丛书》(以下简称"丛书")在这样的社会背景和需求之下出版发行，著书目的与《"健康中国 2030"规划纲要》的要求以及老年人的自我照护知识需求不谋而合。丛书共 6 册，包括《老年照护图解丛书——老年养心趣谈》《老年照护图解丛书——健脑不见老》《老年照护图解丛书——老年糖友俱乐部》《老年照护图解丛书——老年护肺宝典》《老年照护图解丛书——老年"骨"事汇》《老年照护图解丛书——老年难言之隐那些事》。丛书由专业医务工作者编写，以心血管系统、神经内分泌系统、呼吸系统、运动系统、泌尿生殖系统的常见疾病为主要内容，用深入浅出的语言，结合漫画及图解的形式详细介绍老年人在居家生活、防病治病、自我照护以及他人照护等方面应该注意和掌握的方式、方法。丛书知识全面，图文并茂，指导具体，内容贴合我国的社会发展现状，表现形式符合老年人的阅读习惯，让老年朋友能从中获取健康的生活理念、积极的生活态度和科学的照护知识。《老年照护图解丛书》是一套真正切合老年人照护需求的科普知识宣传教育书籍，在提高老年人健康素养，推进老年人居家照护等方面必将发挥重要的影响和作用。

感谢丛书作者们积极响应国家政策要求，不忘医者初心、牢记健康使命，在进行繁重的医学研究、临床实践以及护佑生命工作的同时把医学知识科普化、通俗化，惠及公众。感谢他们为实现全民健康，提升全民健康素养做出的贡献。

是为序。

中华护理学会理事长　　吴欣娟
2021 年 1 月

# 前 言

　　经历了大半年的时光，在十几位团队成员的通力合作和精心打磨下，这本书终于和读者见面了。

　　这是一本针对老年糖尿病患者而撰写的科普图书，参与撰写的成员都是长期照护糖尿病患者的经验丰富的医务人员，大家本着能为老年糖尿病患者提供真正帮助的内心，把多年的经验，从理论到操作，从诊断到照护，用文字配着图画，落在纸上，构思缜密、编排精心，是老年糖尿病患者全方位的实用宝典。

　　书中重点围绕糖尿病的照护，充分考虑老年患者的需求，用易懂的语言，传播专业的知识，使用多种写作手法和简单的句子进行科学阐述，让老年人在轻松愉快的氛围中掌握自我护理、防病保健知识。

　　本书特点之一是科学系统。科学性是医学科普的基石，严谨的理论体系和扎实的临床基础是科学性的保证。本书通过对老年糖尿病的概念、诊断、防护和治疗多方面的阐述，使读者全面了解老年糖尿病，掌握老年糖尿病的照护知识。

本书特点之二是通俗易懂。通俗不是简单的医学术语的翻译。本书通过生动的语言和图画将高深难懂的医学术语转化成适合大众的语言,以提高读者的可读性和趣味性。

本书特点之三是寓教于乐。通过简单的语言、专业的配图使读者在轻松、愉快的氛围中掌握老年糖尿病的前因后果。

真心期盼本书能帮助广大老年糖尿病患者学会科学自我照护的方法,也希望通过本书的出版,向大众传播普及更多战胜糖尿病的知识。

对于本书存在的不足之处,还望广大读者批评指正,我们定将及时改善,以便更好地为老年糖友们提供帮助。

魏丽丽

2021 年 1 月

# |目 录|

# 一、认识糖尿病

认识并了解糖尿病，是糖友们战胜糖尿病的第一步，也是做好自我管理和照护的基础。

然而，很多糖友们苦恼于教科书太难懂，读论文更是如读天书，查询一番，终是一知半解。

糖尿病发生的过程非常复杂，但是不必担心，本章节会用浅显易懂的文字，一层层揭开糖尿病的神秘面纱。接下来，就让我们来认识糖尿病吧！

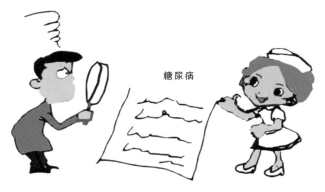

什么是糖尿病

## （一）糖类是人体最重要的能量来源

人体完成各项生命活动都需要动力，这动力的主要来源就是糖类。

游离在血液中的葡萄糖，称之为血糖，是碳水化合物经过消化吸收而产生的，是机体最直接的能量来源，也是糖类最小的存在单元。

生活中常见的含糖食物多是比较甜的食物，如蔗糖（白砂糖）、果糖、麦芽糖、葡萄糖，淀粉、膳食纤维也是常见的含糖食物。

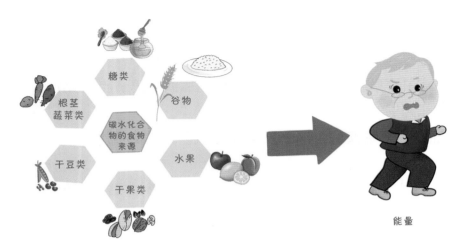

动力的来源

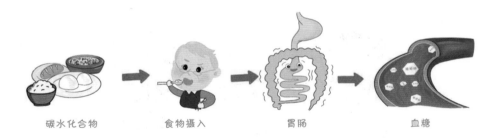

碳水化合物　　　食物摄入　　　胃肠　　　血糖

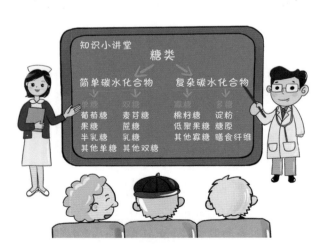

血糖的产生

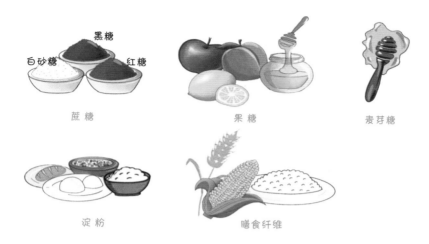

黑糖

白砂糖　　红糖

蔗糖　　　　　　　　果糖　　　　　　　　麦芽糖

淀粉　　　　　　　　膳食纤维

生活中常见的含糖食物

　　血糖不仅能为机体提供能量,还能在肝脏、肾脏和肌肉储存起来,也能转变成脂肪,当作能量的后备力量。

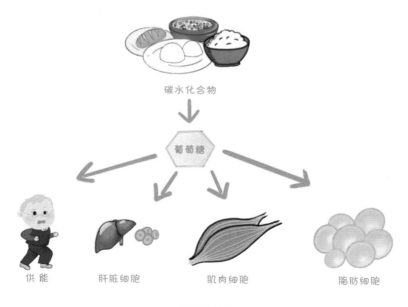

碳水化合物

葡萄糖

供能　　　肝脏细胞　　　肌肉细胞　　　脂肪细胞

能量转换

当血糖不足时,人体能量不足,会有饥饿、出汗、心悸等表现,严重者会头晕、疲惫,甚至是意识不清、危及生命。

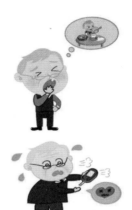
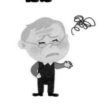

血糖值

打哈欠,抑郁,思维迟钝,突然肚子饿等情况

出冷汗,头晕,心悸,脉搏增快,脸色苍白,犯困,身体疲惫,恶心不安,目光涣散,头痛,发抖等症状

行为异常,思维模糊,意识不清,痉挛,深度昏睡等

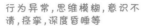
血糖过低

当然,血糖过高也有很多危害,我们将在本章第四部分详细描述。

## (二)人体是怎样保持血糖平稳的

吃甜食的时候,会有一种很快乐的感觉,这也让人类总是对甜食情有独钟。

很多人,即使吃了很多甜食,也不会得糖尿病,那是因为,我们的机体有调节血糖的能力。

调节血糖最重要的器官是胰腺,在胃的后下方,细长细长的,就像一条小鱼。

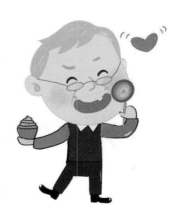
甜食让人愉悦

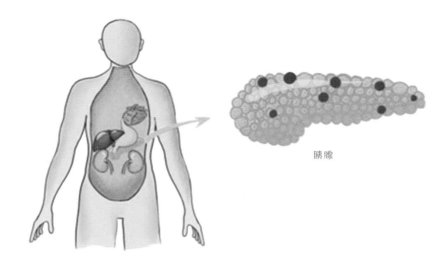

胰腺

　　胰腺上分布着很多个小岛，叫胰岛。胰岛是个细胞团，由 α 细胞和 β 细胞两种细胞组成。

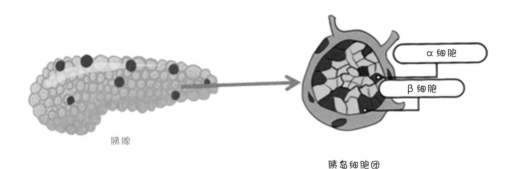

胰腺

胰岛细胞团

　　α 细胞能产生胰高血糖素，能升高血糖；β 细胞能产生胰岛素，能降低血糖。

　　进食后血糖升高，主要由胰岛素发挥降糖作用；饥饿状态下血糖降低，由胰高血糖素发挥作用。

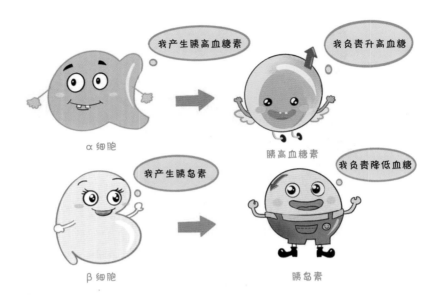

细胞机制

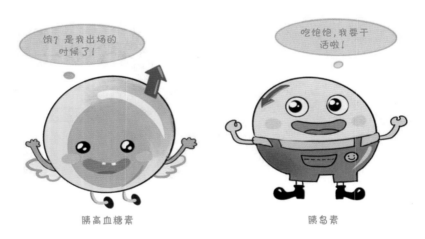

胰高血糖素与胰岛素的作用

在胰岛的调控下，在胰高血糖素和胰岛素的默契配合下，机体的血糖能处在一个相对稳定的范围内。

胰岛素降糖，是通过把葡萄糖送进细胞实现的。

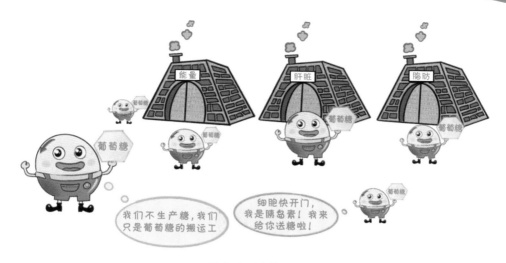

胰岛素降糖机制

当摄入大量糖的时候，胰岛素需求增加，β 细胞需要分泌更多胰岛素。

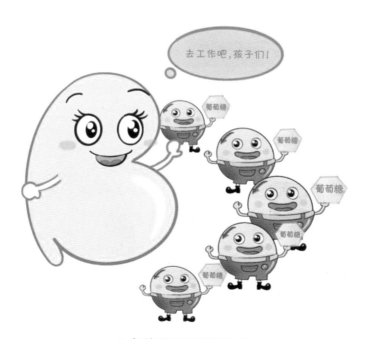

β 细胞分泌更多胰岛素

　　长期高负荷工作，β 细胞功能很可能会受损，产生的胰岛素数量及质量下降，就会导致血糖只升高不下降。

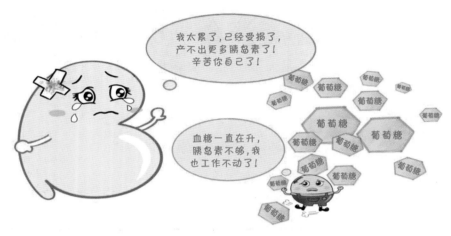

β 细胞受损，血糖升高

　　或者，胰岛素敲不开细胞的门（胰岛素抵抗），也会使血糖居高不下。

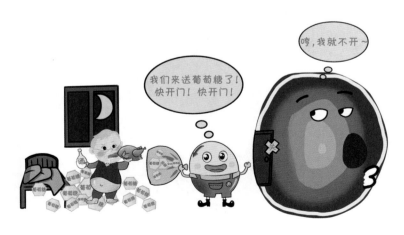

胰岛素抵抗

## （三）血糖的正常范围

血糖监测可以帮助我们了解饮食、运动和药物治疗的效果，有利于规范自己的行为，也可为医生诊疗提供参考依据。

机体在不同时间的血糖值是不一样的。空腹血糖、随机血糖和餐后 2 小时血糖是血糖监测的重要项目。

### 1. 空腹血糖

空腹血糖是指夜间至少 8 小时没吃任何食物，早餐前所测的血糖，它的主要作用是反映人体基础状态血糖水平，检验药物疗效，也有助于发现低血糖。

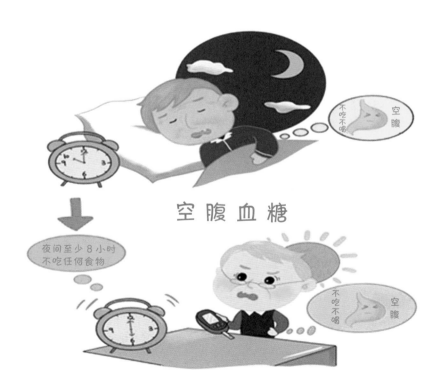

空 腹 血 糖

夜间至少 8 小时
不吃任何食物

不吃不喝　空腹

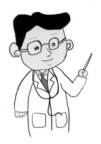

空腹血糖正常值是 3.9 ~ 6.1 毫摩尔每升,一般糖尿病患者应控制在 4.4 ~ 7.0 毫摩尔每升,老年人可适当放宽目标,血糖控制在 6.0 ~ 8.0 毫摩尔每升。

### 2. 随机血糖

随机血糖是指不考虑上次用餐时间,一天中任意时间的血糖水平。

当身体出现不适症状时可测一次随机血糖,它可以随时了解自身血糖的变化。

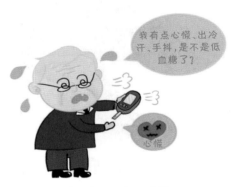

我有点心慌、出冷汗、手抖,是不是低血糖了?

心慌

随 机 血 糖

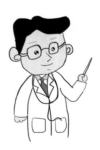

随机血糖正常值是 3.9 ~ 7.8 毫摩尔每升,一般糖尿病患者应控制在 4.4 ~ 11.1 毫摩尔每升,老年人可控制在 6.0 ~ 11.1 毫摩尔每升。

### 3. 餐后 2 小时血糖

餐后 2 小时血糖是指从吃第一口饭开始计时,2 小时以后所测的血糖水平。它可以反映进食后胰岛的分泌能力,用于观察降糖药及胰岛素的作用效果。

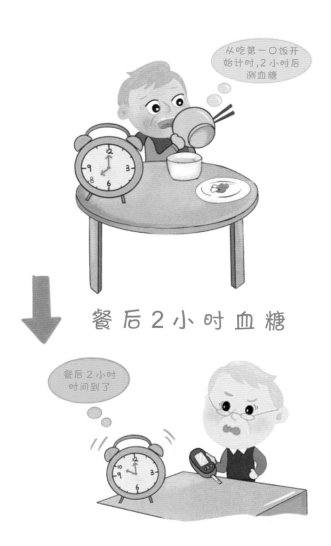

餐 后 2 小 时 血 糖

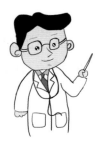

餐后 2 小时血糖最精准的表现形式就是口服葡萄糖耐量试验 2 小时后血糖，正常值是小于 7.8 毫摩尔每升，一般糖尿病患者应控制在 5.6 ～ 11.1 毫摩尔每升，老年人可控制在 6.1 ～ 11.1 毫摩尔每升。

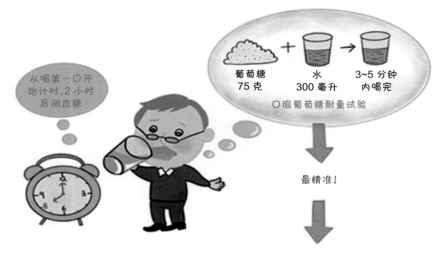

从喝第一口开始计时，2 小时后测血糖

葡萄糖 75 克　＋　水 300 毫升　→　3～5 分钟内喝完

口服葡萄糖耐量试验

最精准！

# 餐后 2 小时血糖

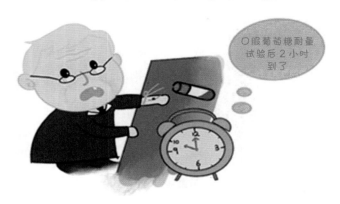

口服葡萄糖耐量试验后 2 小时到了

下面的表格对不同时间的血糖进行了汇总说明,希望能帮助糖友们了解血糖。

| 血糖监测时间点 | 时间 | 意义 |
|---|---|---|
| 空腹血糖 | 禁食8~12小时之后,于次日早晨所测的血糖 | 用药初期观察及评价药物疗效的重要指标 |
| 餐前血糖 | 各主餐前的血糖 | 可指导患者调整进食量和餐前胰岛素及口服降糖药的用量,有助于发现无症状及医源性低血糖 |
| 餐后2小时血糖 | 从吃第一口主食开始计时,满2小时后的血糖 | 反映胰岛β细胞储备功能的重要指标,即进食后食物刺激β细胞分泌胰岛素的能力,反映进食与使用降糖药是否合适 |
| 睡前血糖 | 临睡前,一般为22:00的血糖 | 可判断药物治疗效果及睡前是否需要加餐,指导夜间用药,预防夜间低血糖 |
| 夜间血糖 | 凌晨2:00—3:00的血糖 | 有助于了解有无夜间低血糖,在出现不可解释的空腹高血糖时,应监测夜间血糖,以分辨空腹高血糖出现的原因,及时调整用药 |
| 随机血糖 | 一天中任意时间的血糖 | 便于随时捕捉特殊情况下的血糖变化,作为临时调整治疗方案的依据 |

血糖监测时间点

## (四)高血糖是一种负担

血糖是人体生命活动不可缺少的物质,但是血糖太高,则是一种负担。

血糖是游离在血液里的,血管壁只能承受正常的血糖浓度。过高的浓度,对血管壁是不良刺激,时间长了,会引起血管破坏。糖,是细菌最好的培养基,容易诱发感染,而感染,对糖友们来说,是较难迈过的坎。

这个道理,好比腌制咸菜。

长时间处于高血糖状态,人体的各个组织器官都会受到累及,心脏、肾脏、眼睛、骨骼、神经、足、皮肤都有可能出现不适症状,就会得糖尿病了。

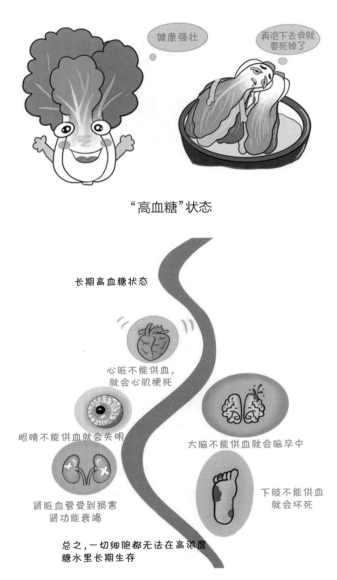

"高血糖"状态

高血糖状态危害

## (五)什么是糖尿病

糖尿病是由于体内胰岛素分泌不足或胰岛素作用障碍导致血糖升高,引起糖、脂肪、蛋白质代谢紊乱的慢性、全身性、代谢性疾病。

其实,在以前缺吃少穿的年代,得糖尿病的人并不多,而患病者多数是丰衣足食的达官贵人,所以糖尿病可以称得上是"富贵病"。

近 40 年来,随着我国人口老龄化与生活方式的变化,糖尿病从少见病变成一个常见病,患病率从 1980 年的 0.67% 上升至 2013 年的 10.4%。2015 年全球糖尿病患病人数已达 4.15 亿,预计到 2040 年全球糖尿病患病总人数将达到 6.42 亿。

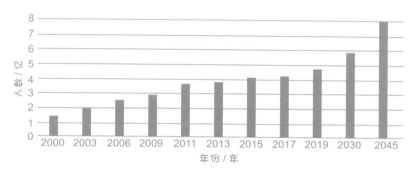

全球成年人糖尿病患病人数

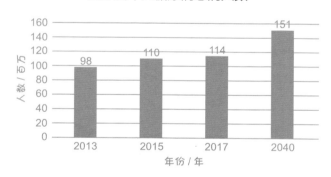

中国糖尿病患病人数

虽然数量惊人,但是糖尿病发展较缓慢,如果血糖控制得当,自我管理到位,糖友们有可能实现不得并发症。

如果放松警惕,短时间内可能不会有不适的感觉,但是,这给了糖尿病可乘之机。这位甜蜜的"客人",就会不友好地开始"温柔的人身攻击",一点一点腐蚀糖友们的身体。当"糖友们"眼花、脚疼、肾衰竭、脑梗死时,往往已经追悔莫及了。

## (六)糖尿病能治好吗

从理论上讲,糖尿病一旦发生便不可逆,所以,糖尿病是不可治愈的。

但是,糖尿病的治疗目标是血糖值能维持在正常水平,这个目标,通过系统学习和合理控制,是完全可以实现的。

所以,即使得了糖尿病,只要能充分认识它,了解它,糖友们依然能过上健康人的生活,和糖尿病和平相处。

## (七)老年糖尿病有什么不一样

与年轻的糖尿病患者相比,老年糖友们有什么不一样呢?

首先,老年人糖尿病的患病率更高,且具有起病隐匿、异质性大、危害大等特点,是糖尿病防治的重点人群。

其次,因为老年糖尿病患者患病时间长,血糖调节能力弱,并发症多且反应较迟钝,在治疗护理和自我管理上,都需要特别关注。

最后,由于老年人的身体很难承受得住低血糖带来的风险,也更容易发生无意识低血糖、夜间低血糖和严重低血糖,所以,对老年人而言,不能过于严格地控制血糖,而要将目标放在减少伤残和早亡、提高生存质量上。

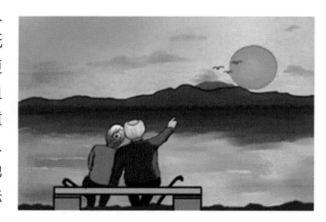

幸福晚年

# 二、我是不是得了糖尿病

"医生说我血糖高,我是不是得糖尿病了?"

"我尿里面葡萄糖是加号,这是糖尿病吗?"

"最近胃口很好,怎么还瘦了,糖尿病是不是就这样?"

......

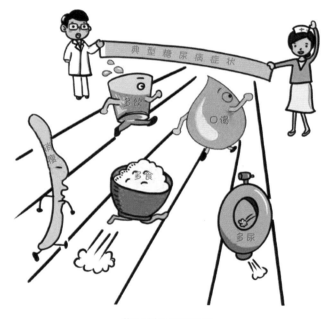

典型糖尿病症状

当身体出现不适时,大家都会对号入座,给自己先来个预判。其实,有症状不一定是糖尿病,糖尿病也不一定都有症状。

## (一)糖尿病有哪些表现

糖尿病的典型表现就是"三多一少"症状,即多饮、多尿、多食和不明原因体重下降。

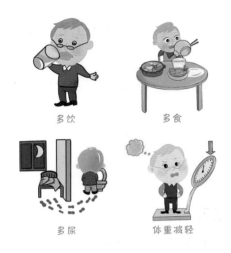

多饮　　　　　　多食

多尿　　　　　　体重减轻

"三多一少"症状

## (二)有症状不一定就是糖尿病

"我查体时血糖高,要吃降糖药吗?"

"我化验尿时葡萄糖那项是'+',是不是得糖尿病了?"

"我最近吃得很多反而瘦了,肯定得糖尿病了。"

……

很多人都有这样的疑惑,甚至有的朋友还没有确诊糖尿病,仅有一点点信号,就担心是糖尿病在靠近,开始自己买药吃药,按糖尿病来治疗了。

而实际上,有一些症状,虽然跟糖尿病相似,但是不一定

诊断糖尿病要综合、全面!

血糖高! ≠ 糖尿病

尿糖! ≠ 糖尿病

吃得多反而瘦了! ≠ 糖尿病

哪些不是糖尿病

都是糖尿病。例如，肾功能不好也会出现尿糖，孕妇的尿液里也会出现尿糖；一次性进食大量糖时血糖会升高，应激状态下如手术、创伤、心肌梗死等都会引起血糖升高；甲亢患者吃得多且消瘦，肿瘤也会导致消瘦。

所以，当出现疑似症状时，不要着急给自己下诊断，要到正规医疗机构咨询医生，切不可盲目"确诊"，更不能随意给自己开药吃。尤其是老年朋友，常常同时患有多种疾病，错误吃药，不仅解决不了问题，还会掩盖病情，延误治疗，甚至加重病情。

## （三）葡萄糖耐量试验可以洞察胰岛功能

### 1. 什么是葡萄糖耐量试验

葡萄糖耐量试验，也称糖耐量试验，多采用成年人口服 75 克无水葡萄糖，然后检测血糖变化，观察调节血糖的能力。因为进食的葡萄糖质量精准，常用于糖尿病的早期筛查和诊断。

当空腹血糖和/或餐后 2 小时血糖高于正常值但又未达到糖尿病的诊断标准时，即为糖耐量受损（或血糖调节受损）。世界卫生组织（WHO）提出糖耐量受损（或血糖调节受损）包含以下 3 种状态。

（1）空腹血糖受损：空腹血糖高于正常水平但尚未达到糖尿病水平，而服糖后 2 小时血糖正常，即空腹血糖为 6.1 ~ 7.0 毫摩尔每升，餐后血糖小于 7.8 毫摩尔每升。

（2）糖耐量异常：空腹血糖正常，服糖后 2 小时血糖高于正常值，但尚未达到糖尿病的水平，即空腹血糖小于 6.1 毫摩尔每升，服糖后 2 小时血糖为 7.8 ~ 11.1 毫摩尔每升。

（3）兼有空腹血糖受损和糖耐量异常。

几乎所有糖尿病患者都要经历糖耐量受损阶段,故此阶段又称为糖尿病前期。通过饮食调整、减轻体重、增加体力活动等积极干预,不仅可以在很大程度上降低糖尿病发生的风险,部分糖尿病前期患者还有可能恢复到正常血糖水平。

## 2. 口服葡萄糖耐量试验方法

**医学知识小科普之**

**口服葡萄糖耐量试验（oral glucose tolerance test，OGTT）方法**

（1）试验前一天 22:00 后须禁食。

（2）晨 7—9 点开始，受试者空腹 8～10 小时后将 75 克无水葡萄糖粉或 82.5 克含一分子水的葡萄糖溶于约 300 毫升水内，儿童服糖量按每千克体重 1.75 克计算，总量不超过 75 克，糖水在 5 分钟之内服完。

（3）服糖前空腹状态下静脉抽血一次，从服糖第 1 口开始计时，2 小时后采血测血糖（也可以根据诊疗需要

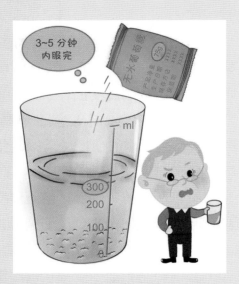

正确服用葡萄糖粉

在服糖后1小时、2小时,必要时可在3小时,各采集一次静脉血,观察其血糖数值变化)。

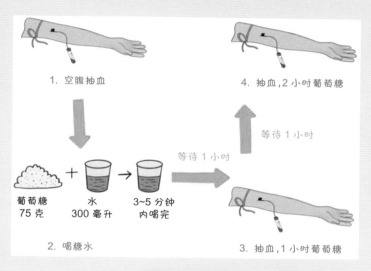

1. 空腹抽血

4. 抽血,2小时葡萄糖

等待1小时

等待1小时

葡萄糖 75克 + 水 300毫升 → 3~5分钟内喝完

2. 喝糖水

3. 抽血,1小时葡萄糖

静脉采血时间

(4)试验过程中,受试者不进食进水,不做剧烈运动。

### 3. 口服葡萄糖耐量试验照护要点

口服葡萄糖耐量试验时要特别注意以下几点:

(1)虽然需采集空腹血,但试验前几天至试验前一晚的饮食不应刻意控制,保持常规即可,否则无法真实反映病情;

(2)试验前停用可能影响试验结果的药物3~7天,如避孕药、利尿剂、苯妥英钠等;

(3)试验前3天内,每日碳水化合物摄入量不少于150克;

(4)糖水需全部服下,如遇呕吐等情况,及时告知医务人员,采取

补救措施;

(5)已确诊为糖尿病的老年患者和使用胰岛素治疗的患者,可能会加重胰岛功能的损害,不建议直接进行口服葡萄糖耐量试验;

(6)采血后立即送检,避免影响检查结果。

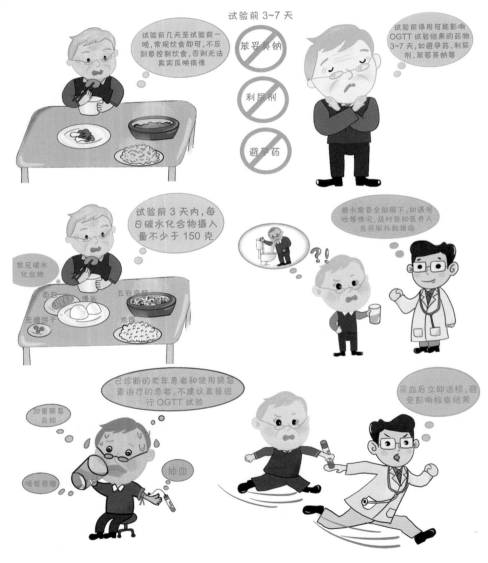

口服葡萄糖耐量试验注意事项

## (四)糖尿病的诊断标准

糖尿病的诊断标准，需要将症状和检验结果结合在一起。

### 1. 有糖尿病症状

典型的"三多一少"症状，即多饮、多尿、多食和不明原因体重下降，再具备下列任何一项即可诊断为糖尿病：

（1）空腹血糖≥7.0 毫摩尔每升；

（2）随机血糖≥11.1 毫摩尔每升；

（3）75 克葡萄糖耐量试验 2 小时血糖≥11.1 毫摩尔每升。

### 2. 无糖尿病症状

如果没有糖尿病症状，符合下列任何一项即可诊断为糖尿病：

（1）空腹血糖≥7.0 毫摩尔每升，并且 75 克葡萄糖耐量试验 2 小时血糖≥11.1 毫摩尔每升；

（2）空腹血糖≥7.0 毫摩尔每升，需改日复查确认，两次结果均符合诊断标准；

（3）餐后 2 小时血糖≥11.1 毫摩尔每升，需改日复查确认，两次结果均符合诊断标准。

### 3. 诊断过程要注意什么

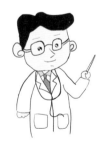

值得注意的是

（1）没有糖尿病典型临床症状时，空腹血糖、随机血糖需要重复检测才能诊断。而口服葡萄糖耐量试验，在 4 周内，不宜重复进行，因为试验给身体带来的负荷还是较大的,有可能会加重胰岛功能的损害。

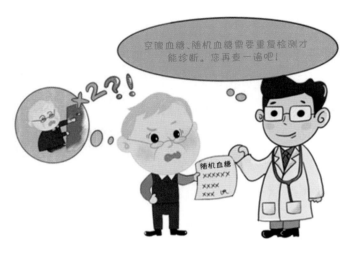

糖尿病诊断标准

（2）糖尿病的临床诊断应依据静脉血浆血糖而不是毛细血管血糖检测结果。也就是说,用血糖仪测得的数据是不能用作诊断依据的,若无特殊提示,本书中所提到的血糖数值均为静脉血浆葡萄糖水平值。

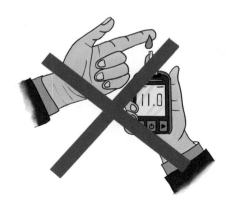

指尖血糖

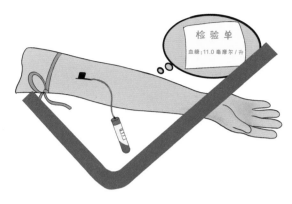

静脉血糖

### 4. 病例分享

让我们看两个病例,巩固一下学习效果吧。

病例 1

张阿姨最近总是觉得口干,饭量增多,饮水也增多,消瘦乏力,社区门诊测空腹血糖 10 毫摩尔每升,她是不是得了糖尿病呢?

分析

通过前面我们描述的糖尿病诊断方法来看,张阿姨出现了典型的糖尿病症状即多饮、多食、多尿和不明原因体重下降,空腹血糖 ≥ 7.0毫摩尔每升,因此张阿姨符合糖尿病的诊断标准。

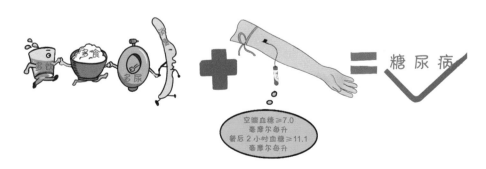

正确诊断糖尿病

病例 2

李大爷身体一直挺硬朗，自身也没什么不适的症状，在社区健康查体时发现空腹血糖为 8.5 毫摩尔每升，李大爷这是不是得了糖尿病呢？

分析

李大爷自身无糖尿病典型的"三多一少"症状，但根据糖尿病诊断标准来看，李大爷只测了一次空腹血糖，不能确诊李大爷就是得了糖尿病，要想确诊是否患糖尿病，李大爷需再次测空腹血糖，如果两次空腹血糖均≥7.0 毫摩尔每升，就可以确诊为糖尿病了。

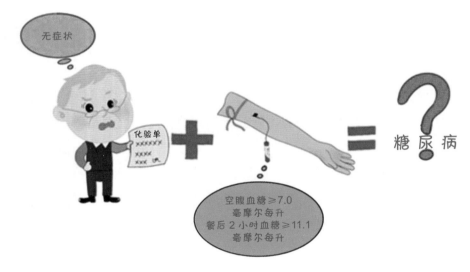

无症状如何确诊糖尿病

# 三、糖尿病的预防

糖尿病是一个一旦确诊就伴随一生的疾病,也是一个可以预防和治疗的疾病。

预防,在糖尿病的发生发展过程中,起了至关重要的作用。

健康人群要定期筛查,看看自己是否有糖耐量减退,也就是有没有得糖尿病的风险;糖耐量减退人群要调整生活方式,改掉不良习惯,避免患糖尿病;已经是糖尿病的患者就要正确面对,积极治疗,努力不发生并发症。

糖尿病的预防,是一门很深的学问,更是糖友们必须学会的法宝。

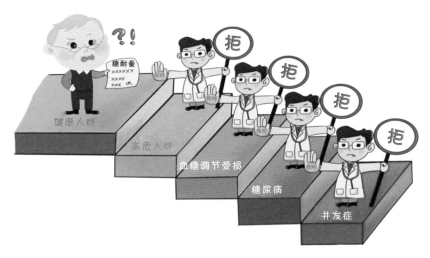

拒绝糖尿病

## (一)哪些人群容易得糖尿病

为什么有的人易患糖尿病,有的人不易患糖尿病呢? 那是因为,有一些因素容易影响身体健康,导致糖尿病的发生,而具备这些因素的人群,就是糖尿病的高危人群。

## 1. 糖尿病的高危人群有哪些

（1）年龄≥40岁；

（2）糖尿病前期；

（3）超重或肥胖，尤其是中心型肥胖者，就是我们说的腰圆腿粗大肚子；

（4）静坐式的生活方式；

（5）父母或兄弟姐妹患糖尿病；

（6）有妊娠期糖尿病病史的女性；

（7）高血压、高血脂、动脉粥样硬化性心血管疾病患者；

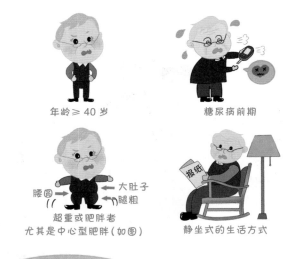

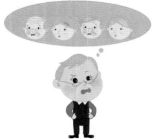
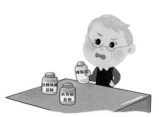

糖尿病高危人群

（8）多囊卵巢综合征患者或伴有与胰岛素抵抗相关的临床状态；

（9）长期接受抗精神病药物、抗抑郁药物、调脂类药物治疗的患者。

在上述各项中，糖尿病前期人群和中心型肥胖人群是最重要的高危人群。

对号入座一下吧，您是不是糖尿病的高危人群呢！

### 2. 糖尿病高危人群的照护要点

（1）改掉不良生活习惯，如高糖、高脂饮食，熬夜，饮酒等；

（2）养成早睡早起的作息规律；

（3）选择自己喜欢的运动，每周至少锻炼 150 分钟（每周 5 天，每天 30 分钟）；

（4）尽早开始做糖尿病筛查：儿童从 10 岁开始首查，结果正常者至少每 3 年重复筛查一次，筛查内容为空腹血糖或随机血糖；

（5）关注并且尽可能避免高危因素，让自己不要成为糖尿病的"后备军"。

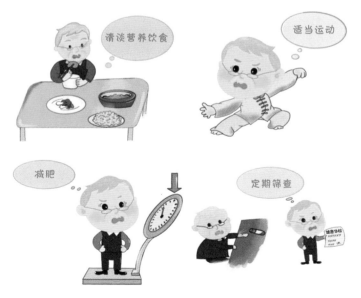

不做糖尿病的"后备军"

# （二）健康人群远离糖尿病的方法

糖尿病的预防要从健康人群开始。

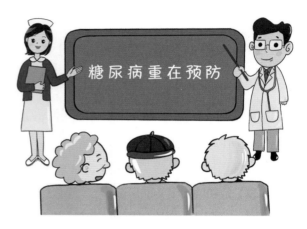

在普通人群中开展健康教育,提高大众对糖尿病防治的知晓度和参与度,倡导合理膳食、控制体重、适量运动、限盐、控烟、限酒、心理平衡的健康生活方式,提高人群的糖尿病防治意识,是预防糖尿病最重要的阶段。

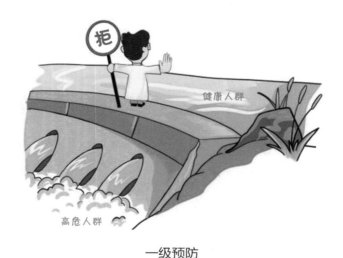

一级预防

我们常接触的报刊、书籍、电视、手机、医生护士的义诊和讲座都是健康教育的方式,而获得知识后的积极行动,才是最重要的。

针对大众的预防,专家们经过大量科学研究,给出了如下建议:

（1）推荐增加蔬菜摄入量、减少酒精和单糖的摄入量、减少脂肪的摄入量。

（2）鼓励超重或肥胖者减轻体重，增加日常活动量。

（3）每天至少进行 30 分钟有氧运动和阻力锻炼，跑步、广场舞、太极拳都是很好的运动方式。

（4）定期做健康查体，了解身体的健康状况，提高糖尿病的筛查意识，尽早预防和发现糖尿病。

健康人群应该这样做

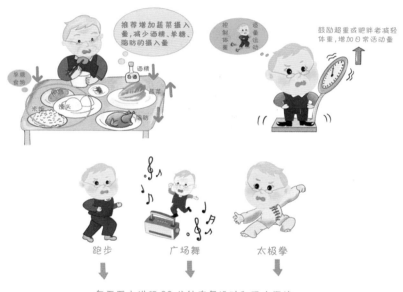

跑步　　　广场舞　　　太极拳

每天至少进行 30 分钟有氧运动和阻力锻炼

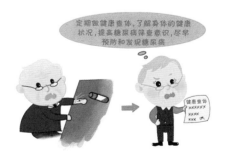

## (三)糖耐量受损人群的生活照护

什么叫糖耐量受损?

如果空腹血糖或餐后 2 小时血糖高于正常值,又没有达到糖尿病的诊断标准,就称为糖耐量受损,说明机体调节血糖的能力变弱了,这是从健康状态发展到糖尿病的必经之路,也是成为"糖人"的最后关口,是糖尿病的"后备军",也称为"糖尿病前期"。

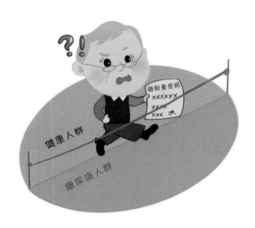

糖尿病前期

在这个阶段,如果能调整饮食,适量运动,改掉不良习惯,建立规律合理的生活习惯,高危人群成为"糖人"的路可能会更长,甚至有可能不发展为糖尿病。

糖尿病前期患者应通过饮食控制和运动以降低糖尿病的发生风险,并把健康的生活方式长期坚持下去;要定期监测血糖;同时密切关注其他心血管危险因素(如吸烟、高血压、血脂异常等),及时到医院进行咨询和治疗。

人体在这个阶段一般没有不舒服的感觉,这也导致很多糖尿病患者没有机会提前预防,直到有症状了,才追悔莫及。

糖尿病前期应该做的

(1)使超重或肥胖者 BMI 接近 24kg/m²,或体重下降至少 7%

(2)每日饮食总热量至少减少 400 ~ 500 千卡(1 千卡 =4.184 千焦)

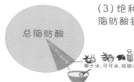

(3)饱和脂肪酸摄入量占总脂肪酸摄入量的 30% 以下

牛、羊、猪等动物脂肪(如牛油、奶油、猪油等)

(4)中等强度体力活动至少保持在 150 分钟／周

关注糖尿病前期

## (四)预防糖尿病并发症发生的照护

对于糖尿病患者而言,早发现、早诊断、早治疗,是预防并发症的主旋律。

通过及时的治疗干预和科学有效的自我管理,争取让并发症来得晚一点,是糖尿病患者预防并发症最重要的目标。

糖尿病本身并不可怕,可怕的是它的并发症,做好自我管理会延缓甚至阻止并发症的发生。既然患病已经是不可改变的事实,那么我们不妨坦然接受,筑起第二座大坝配合医生积极应对,保持愉快的心情,学会与这个"甜蜜的伙伴"和平相处,不得并发症。

如何预防并发症呢？

（1）养成良好的生活习惯，控制饮食，减少高糖高热量食物的摄入，合理膳食均衡营养，戒烟限酒，坚持运动锻炼，恢复并维持理想体重。

（2）严格按照医嘱服药治疗，监测血糖，合理用药。

（3）同时定期查体，尤其是肾脏、眼睛、心脏、脑血管等并发症，争取做到早发现、早干预、早治疗。

（4）家人做好监督和提醒。

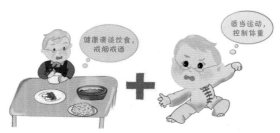

养成良好的生活习惯

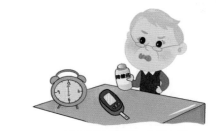

严格遵医嘱用药，监测血糖

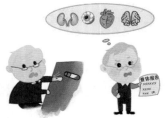

定期查体，尤其是肾脏、眼睛、心脏、脑血管等并发症，争取早发现、早干预、早治疗

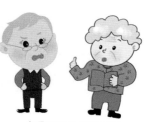

家属做好监督和提醒

预防并发症

## （五）延缓糖尿病并发症进展的照护

对于患病多年的老糖友，并发症往往会悄悄发生，此时，延缓并发症的进展，提高生活质量，将并发症对自己的影响降到最低是重中之重。

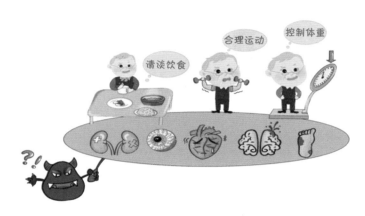

延缓并发症的进展

那么应该怎样防治并发症呢？

（1）继续控制血糖、血压、血脂，降低已经发生的早期糖尿病微血管病变进一步发展的风险。

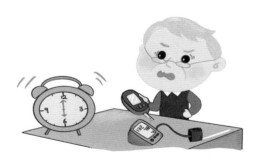

继续控制血糖、血压、血脂，降低已发生的早期糖尿病微血管病变（如非增殖视网膜病变、微量白蛋白尿等）进一步发展的风险

**降低风险**

（2）对于已经发生的并发症，要找专科医生咨询，及早治疗。

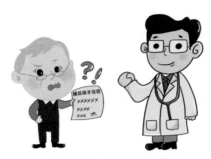

对于已经发生的并发症，要找
专科医生咨询，及时治疗

咨询专科医师

（3）老年糖友要特别注意，由于糖尿病病程较长、年龄较大且具有多个心血管危险因素，过分控制血糖，对降低心血管事件和死亡发生风险作用已经不大，相反，还会增加死亡风险。对于已经发生过心血管疾病的糖友们，要采取降糖、降压、调脂、应用阿司匹林治疗等综合措施，以降低心血管疾病及微血管并发症反复发生和死亡的风险。

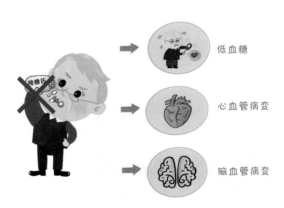

低血糖

心血管病变

脑血管病变

关注降糖风险

当然，并发症的预防和治疗，要根据专业医护人员的建议进行，不可自己调整用药，更不能自己给自己开药。

# 四、老年糖尿病患者饮食治疗的照护

饮食治疗是糖尿病治疗中最基本的治疗,在糖尿病管理中占据极为重要的位置。科学合理的饮食,既能保证充足的营养供应,又能让血糖处于平稳状态,对预防并发症起着至关重要的作用。糖尿病患者的饮食治疗应伴随其一生。

 这几个问题要先弄清楚

- 每天需要多少热量
- 热量的合理分配
- 营养配比,膳食均衡

## (一)每天需要多少热量

每天需要多少热量,是由理想体重和每千克体重每天需要的热量决定的,这两个数值的计算,可分为下面几个步骤。

### 1. 根据体重指数评判体型

体重指数(BMI):体重指数 = 体重(kg)÷ 身高(m)$^2$

**体重指数参考值**

单位:kg/m$^2$

| BMI 分类 | WHO 标准 | 亚洲标准 | 中国标准 |
|---|---|---|---|
| 体重过低 | <18.5 | <18.5 | <18.5 |
| 正常范围 | 18.5 ~ 24.9 | 18.5 ~ 22.9 | 18.5 ~ 23.9 |
| 超重 | ≥25 | ≥23 | ≥24 |
| 肥胖 | ≥30 | ≥25 | ≥27 |

## 2.计算理想体重

理想体重（kg）= 实际身高（cm）-105

## 3.根据自身体力劳动强度和体重指数确定热量需求

**不同体力劳动者每日热量需求表**

| 劳动强度 | 举例 | 每千克理想体重每天需要多少千卡热量 | | |
|---|---|---|---|---|
| | | 消瘦 | 正常 | 肥胖 |
| 卧床休息 | — | 20～25 | 15～20 | 15 |
| 轻体力劳动 | 办公室职员、教师、售货员、简单家务 | 35 | 30 | 20～25 |
| 中体力劳动 | 学生、司机、外科医生、体育教师、一般农活 | 40 | 35 | 30 |
| 重体力劳动 | 建筑工、搬运工、冶炼工、重农活、运动员、舞蹈者 | 45 | 40 | 35 |

## 4.确定每日所需的总热量

总热量 = 理想体重（kg）× 每日每千克体重所需热量

举例：

王先生,65岁,离休在家,身高170厘米,体重80千克,王先生每日需要的总热量是多少？

计算

（1）体型:(80-65)/65×100%=23%,属于肥胖

（2）患者离休在家属于轻体力劳动者,每天每千克体重需20～25千卡

（3）王先生的理想体重:170-105=65千克

（4）总热量 =65千克 ×(20～25)千卡 /(天·千克)=1300～1625千卡 / 天

## （二）热量的合理分配

热量主要来源于进食的碳水化合物、蛋白质和脂肪，如何正确分配热量来源呢？

### 1. 碳水化合物、脂肪、蛋白质的科学配比

碳水化合物的比例 = 每日所需总热量 ×（50% ~ 60%）

蛋白质的比例 = 每日所需总热量 ×（15% ~ 20%）

脂肪的比例 = 每日所需总热量 ×（25% ~ 30%）

**每日热量来源占比**

| 组成 | 占比 |
| --- | --- |
| 碳水化合物 | 50% ~ 60% |
| 蛋白质 | 15% ~ 20% |
| 脂肪 | 25% ~ 30% |

计算

以王先生每日所需热量为 1600 千卡为例

（1）碳水化合物：1600 千卡 ×（50% ~ 60%）≈（800 ~ 960）千卡

（2）蛋白质：1600 千卡 ×（15% ~ 20%）≈（240 ~ 320）千卡

（3）脂肪：1600 千卡 ×（25% ~ 30%）≈（400 ~ 480）千卡

### 2. 如何根据热量换算三大营养素重量

1 克碳水化合物大约能产生 4 千卡热量，1 克蛋白质大约能产生 4 千卡热量，1 克脂肪大约能产生 9 千卡热量，由此，可以计算出每天需要的三大营养素的质量。

碳水化合物的质量 = 每日所需总热量 ×（50% ~ 60%）/4

蛋白质的质量 = 每日所需总热量 ×（15% ~ 20%）/4

脂肪的质量 = 每日所需总热量 ×（25% ~ 30%）/9

计算

王先生每日所需三大营养素的质量：

(1) 碳水化合物：(800 ～ 960) 千卡 ÷4 千卡 / 克 =(200 ～ 240) 克

碳水化合物每天 4 ～ 5 两。

(2) 蛋白质：(240 ～ 320) 千卡 ÷4 千卡 / 克 =(60 ～ 80) 克

蛋白质每天 1.5 两左右。

(3) 脂肪：(400 ～ 480) 千卡 ÷9 千卡 / 克 =(44 ～ 53) 克

脂肪每天 1 两左右。

## 3. 一日三餐的热量分配

全天食物热量可以按照每日三餐分配，早 1/3、中 1/3、晚 1/3，或者早 1/5、中 2/5、晚 2/5。

早餐：每日所需各类食物质量 ×1/5 或 ×1/3

午餐：每日所需各类食物质量 ×2/5 或 ×1/3

晚餐：每日所需各类食物质量 ×2/5 或 ×1/3

计算

王先生每餐中三大营养素的分配（以 1/3 分配为例）：

(1) 碳水化合物：早、中、晚各 1.5 两，共 4.5 两。

(2) 蛋白质：早、中、晚各 0.5 两，共 1.5 两。

(3) 脂肪：在炒菜及肉类、蛋白类食物里会有脂肪的添加，基本能满足人体需要，不需要刻意进食脂肪。

糖尿病饮食提倡少食多餐，因此，也有患者有一日四餐或五餐的饮食习惯，只要进食热量满足需要，各餐分配合理，能保持血糖稳定，都是可取的。

此外，为了能提供维生素和矿物质，每天摄入新鲜的蔬菜瓜果，也是必须的。

## （三）科学膳食，从认识营养素开始

《黄帝内经》提出"五谷为养、五畜为益、五果为助、五菜为充"的饮食原则，这和中国居民膳食指南的饮食原则是一致的。糖尿病患者的饮食也要遵循这个原则，将食物根据营养平衡理论科学搭配，按比例分配到各餐中。

### 1. 碳水化合物是能量的直接来源

与蛋白质和脂肪相比，碳水化合物更容易被消化吸收，产能的速度更快，是人体最重要的能量来源。大脑活动时，只能靠碳水化合物来供能。如果碳水化合物摄入不足，人会变得无精打采，容易疲劳，严重缺乏时，会丧失意识，不省人事。

碳水化合物主要来源于谷物（如水稻、小麦、玉米、大麦、燕麦、高粱等）、水果（如甘蔗、甜瓜、西瓜、香蕉、葡萄等）、干果类、干豆类、根茎蔬菜类（如胡萝卜、番薯等）等。

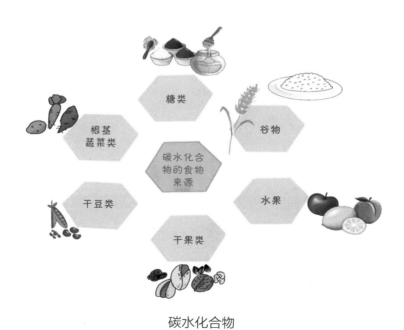

碳水化合物

## 2. 蛋白质是生命的基础

蛋白质能调节机体的新陈代谢,抵御外来物质的侵袭,对一切生命活动起着极为重要的作用,每日进食适量的蛋白质,必不可少。

但是,蛋白质摄入也不是越多越好。蛋白质的转化过程中,可能会产生尿酸,摄入过多的蛋白质,会加重肾脏的负担。建议蛋白质每日摄入量不超过总能量的 20%。

蛋白质的主要来源有牲畜的奶、畜肉、禽肉、蛋类、鱼、虾、蟹等;豆类、干果类中的蛋白质含量也较高。

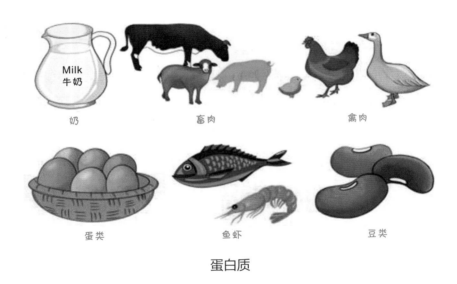

奶　　　　　　　　畜肉　　　　　　　　禽肉

蛋类　　　　　　　鱼虾　　　　　　　　豆类

蛋白质

## 3. 脂肪是生命转运的必需品

脂类是细胞膜、细胞器膜、神经组织和脂蛋白的重要组成部分,是重要的乳化剂,是生命转运的必需品。

脂肪能让食物变得鲜香美味,但是食入过多容易引起体重增加,导致肥胖,不利于身体健康,日常饮食中脂肪提供的能量不能超过饮食总能量的 30%。

脂肪的主要来源有植物油（花生油、菜籽油、豆油、葵花籽油、红花油、亚麻油）、动物类皮肉（肥猪肉、猪油、黄油、酥油、鱼油）、坚果类（花生、芝麻、开心果、核桃、松仁）、动物的内脏等。

特别值得一提的是，动物性脂肪多为饱和脂肪酸，会增加血液中的低密度脂蛋白胆固醇，过度食用容易导致血脂增高。而植物油和鱼油中的脂肪多为不饱和脂肪酸，为了身体健康，建议减少饱和脂肪酸的摄入比例，增加不饱和脂肪酸的摄入比例。

### 4. 维生素是生命的润滑油

维生素种类繁多，功能各异，是碳水化合物、蛋白质和脂肪的得力助手，不仅能帮助机体消化吸收三大营养素，在机体的代谢、生长、发育过程中，也起着非常重要的作用。

维生素分为脂溶性维生素和水溶性维生素，主要来自新鲜的蔬菜水果、动物肉类和肝脏、奶制品、坚果、植物的胚芽等食物，不同种类的维生素来源不同，需要食物多样，种类丰富，才能保证维生素的供应。

### 5. 矿物质要取用有度

矿物质在体内不能合成，必须从食物和饮用水中摄取不仅是构成机体组织（牙齿、骨骼）的重要成分，还具备特殊的生理功能，在生命活动中发挥着重要作用。

矿物质生理需要量与中毒剂量的范围较窄，过量摄入易引起中毒。以钠为例，WHO 将每日钠盐的安全摄入量由原先的 6 克以下限制到了 5 克以下，因为摄入钠过多不仅有导致高血压的风险，还会导致骨钙流失，造成骨质疏松。

### 6. 老年糖尿病患者饮食治疗的总原则

老年人渴觉中枢敏感性降低，不易出现口渴的感觉，而老年人经常伴有肾脏病变，加上肾糖阈较高，老年糖尿病患者三多一少的症状并不典型。对老年糖尿病患者进行饮食治疗,主要目的是平稳控制血糖,降低血压、血脂和血液黏稠度。

(1)养成良好的饮食习惯,少量多餐,每日至少五六次进餐,这对降低餐后血糖非常有利。

(2)老年人蛋白质丢失明显,每日蛋白质提供的能量要占总能量的 10% ~ 20%,每千克标准体重 0.8 ~ 1.0 克。

(3)主食以粗细搭配为宜,适当增加膳食纤维含量丰富的食物,减慢葡萄糖吸收速度,帮助降低血糖。

(4)适当增加钙的摄入,防止肌肉萎缩、骨质疏松的发生,保证营养物质的充分摄入。

由此,我们可以给王先生制定一份健康的食谱。

| 早餐 | 咸面包片<br>(75 克) | 鸡蛋 1 个<br>(50 克) | 1 杯鲜橙汁<br>(150 克) | 两颗红枣 |
|---|---|---|---|---|
| 中餐 | 米饭 1 碗<br>(75 克) | 白菜猪肉炖豆腐<br>(蛋白 50 克、蔬菜 100 克) | 凉拌黄瓜<br>(100 克) | 两颗核桃 |
| 晚餐 | 馒头 1 个<br>(75 克) | 甜醋萝卜丝<br>(100 克) | 红烧带鱼<br>(50 克) | 睡前 1 杯脱脂奶粉<br>(25 克) |

这种计算方法,看上去有些烦琐,但是,只要静下心来,结合自身计算一次,就可以掌握了。快来试一试,给自己制定一份健康食谱吧。

## (四)食品交换份法是一种方便快捷的饮食计算方法

### 1. 什么是食品交换份

每日所需的食物交换份数 = 每日所需总热量(千卡)÷90

食品交换份:能产生 90 千卡热量的食物的重量叫作一个交换份,不同食物交换份的重量是不一样的。

食物交换份法：是指将食物分成四大类（八小类），同类食物之间可选择互换，非同类食物之间不得互换。这种方法比较简单实用，适用于糖友们的居家饮食护理。

四大类（八小类）食物是指：

（1）谷薯类——谷薯类；

（2）菜果类——蔬菜类、水果类；

（3）肉蛋类——大豆类、奶类、肉蛋类；

（4）油脂类——坚果类、油脂类。

### 2. 食品交换份如何用

（1）食品搭配的原则是以主食为主，蔬菜水果不可缺少，多吃膳食纤维、维生素含量高的食物。

（2）按照前面讲的标准比例对能量进行搭配。

（3）同类食物之间可选择互换，非同类食物之间不得互换，部分蔬菜水果（淀粉类蔬菜及高糖水果）可与主食互换。

（4）根据季节和自己的口味进行挑选和搭配。

计算

王先生每日所需食物交换份：

$(1300 \sim 1625) \div 90 = 14 \sim 18$ 份，以 16 份为例。

这 16 份食物，王先生可以根据以上原则自行搭配，也可以参考下面的图表选择食物。

#### 不同热量交换份参考方案

| 能量/千卡 | 交换单位/份 | 谷薯类 | | 蔬果类 | | 肉蛋类 | | 豆乳类 | | 油脂类 | |
|---|---|---|---|---|---|---|---|---|---|---|---|
| | | 重量/克 | 交换份 | 重量/克 | 交换份 | 重量/克 | 交换份 | 重量/克 | 交换份 | 重量 | 交换份 |
| 1200 | 14 | 150 | 6 | 500 | 1 | 150 | 3 | 200/250 | 2 | 2汤勺 | 2 |
| 1400 | 16 | 200 | 8 | 500 | 1 | 150 | 3 | 200/250 | 2 | 2汤勺 | 2 |

续表

| 能量 / 千卡 | 交换单位 / 份 | 谷薯类 | | 蔬果类 | | 肉蛋类 | | 豆乳类 | | 油脂类 | |
|---|---|---|---|---|---|---|---|---|---|---|---|
| | | 重量 / 克 | 交换份 | 重量 / 克 | 交换份 | 重量 / 克 | 交换份 | 重量 / 克 | 交换份 | 重量 | 交换份 |
| 1600 | 18 | 250 | 10 | 500 | 1 | 150 | 3 | 200/250 | 2 | 2 汤勺 | 2 |
| 1800 | 20 | 300 | 12 | 500 | 1 | 150 | 3 | 200/250 | 2 | 2 汤勺 | 2 |
| 2000 | 22 | 350 | 14 | 500 | 1 | 150 | 3 | 200/250 | 2 | 2 汤勺 | 2 |

## 食物交换份法的食物分类（谷类）

| 食物 | 重量 / 克 | 食物 | 重量 / 克 |
|---|---|---|---|
| 稻米、小米、糯米、面粉 | 25 | 苦荞面、油条、通心粉、饼干 | 25 |
| 米粉、干玉米、玉米面 | 25 | 高粱米、藕粉、银耳 | 25 |
| 玉米渣、薏米、混合面 | 25 | 绿豆、赤豆、芸豆、干豌豆 | 25 |
| 挂面燕麦片、莜麦片、莜麦片 | 25 | 湿米条、荸荠 | 150 |
| 咸面包 | 37.5 | 土豆、山药 | 125 |
| 干粉条 | 23 | 慈菇 | 75 |
| 馒头、烧饼、烙饼、窝窝头 | 35 | 凉粉 | 400 |
| 生面条 | 30 | | |

注：每 1 交换份含能量 80～90 千卡，糖类 19 克，蛋白质 2 克，脂肪 0.5 克。

## 食物交换份法的食物分类（肉蛋类）

| 食物 | 重量 / 克 |
|---|---|
| 猪肋条肉 | 15 |
| 太仓肉松、瘦香肠 | 20 |
| 肥瘦肉、猪大排、猪肝、猪小排 | 25 |
| 瘦猪肉、鸡肉、鸭肉、瘦牛肉、瘦羊肉、鸽子、鲳鱼、鲢鱼、豆腐干 | 50 |
| 鸡蛋、鸭蛋（中等大小） | 55 |
| 猪肚、猪心 | 70 |

| 食物 | 重量/克 |
|---|---|
| 黄鱼、带鱼、鲫鱼、青鱼、青蟹 | 75 |
| 鹌鹑、河虾、牡蛎、蛤蜊肉、兔肉、淡菜、目鱼、老豆腐 | 100 |
| 河蚌、豆腐、豆腐脑 | 200 |

注:每1交换单位含能量80千卡,脂肪5克,蛋白质9克。

## 食物交换份法的食物分类(豆乳类)

| 食物 | 重量/克 |
|---|---|
| 全脂奶粉 | 15 |
| 豆浆粉、干黄豆 | 20 |
| 脱脂奶粉 | 25 |
| 酸牛奶、牛奶 | 100 |
| 豆浆 | 200 |

注:每1交换单位含能量80千卡,脂肪5克,蛋白质4克,糖类6克。

## 食物交换份法的食物分类(油脂类)

| 食物 | 重量/克 | 食物 | 重量/克 |
|---|---|---|---|
| 花生油、豆油、菜籽油、葵花籽油 | 9 | 调和油、猪油、牛油、羊油 | 9 |
| 红花油、麻油 | 9 | 黄油 | 9 |
| 玉米油 | 9 | 南瓜子、葵花子 | 30 |
| 花生米、芝麻酱、杏仁 | 15 | 核桃仁 | 12.5 |

注:每1交换单位含能量80千卡,脂肪9克。

## 食物交换份法的食物分类(蔬菜类)

| 食物 | 重量/克 | 食物 | 重量/克 |
|---|---|---|---|
| 白菜、青菜、鸡毛菜、西葫芦 | 500 | 菜花、莴笋、西红柿 | 500 |
| 竹笋、鲜海带、菠菜 | 500 | 绿豆芽、黄豆芽、鲜蘑菇 | 500 |

续表

| 食物 | 重量/克 | 食物 | 重量/克 |
|---|---|---|---|
| 油菜、韭菜、芹菜 | 500 | 黄瓜、丝瓜、苦瓜、冬瓜 | 500 |
| 茼蒿、油菜薹、龙须菜 | 500 | 茄子、茴香 | 500 |
| 西蓝花、白萝卜、南瓜、茄瓜 | 350 | 扁豆、四季豆 | 250 |
| 甜椒、马兰头、油菜 | 350 | 胡萝卜、蒜苗、洋葱 | 200 |
| 南瓜、茭白、豆苗、丝瓜 | 350 | 莲藕、凉薯 | 150 |
| 鲜豌豆、芋头、百合 | 100 | 毛豆 | 70 |

注:每1交换份含能量80千卡,糖类15克,蛋白质5克。

### 食物交换份法的食物分类(水果类)

| 食物举例 | 重量/克 |
|---|---|
| 西瓜 | 750 |
| 草莓、杨桃 | 300 |
| 鸭梨、杏、柠檬 | 250 |
| 柚子、枇杷 | 225 |
| 橙子、橘子、苹果、猕猴桃、菠萝、李子、香梨、桃子、樱桃 | 200 |
| 柿子、鲜荔枝 | 125 |
| 鲜枣 | 100 |

注:每1交换单位含能量90千卡,糖类21克,蛋白质1克。

## (五)营养均衡,快速搭配有妙招

### 1. 标准餐具帮您解决食物份量问题

使用定量的标准餐具,可以轻松帮助糖友们解决测量的问题。

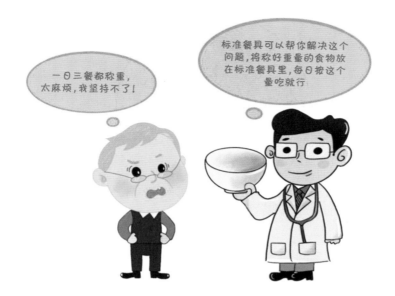

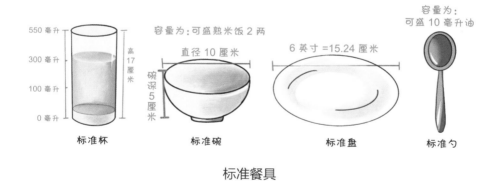

标准餐具

## 2. 用标准分隔餐盘分配食物比例

将餐盘想象成由三部分组成,分别放置蔬菜、主食和肉类,体积比例约为 2∶1∶1,这个小方法可以巧妙解决食物搭配的问题。

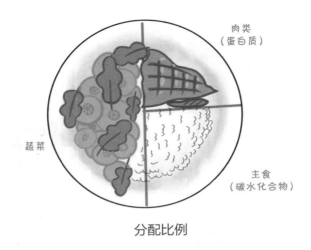

肉类
（蛋白质）

蔬菜

主食
（碳水化合物）

分配比例

### 3. 用双手快速确定食物份量

（1）主食类：每天摄入相当于 2 ～ 3 个拳头大，如馒头、米饭。

（2）绿叶蔬菜类：每天摄入量的体积约为双手捧起的蔬菜量 1 ～ 2 捧，如大白菜、菠菜。

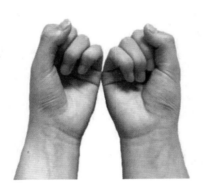

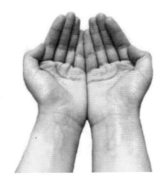

2 ～ 3 个拳头

1 ～ 2 捧

（3）肉蛋类：每天摄入量的体积为 2 个手掌大，厚度为小拇指厚，如瘦牛肉、鸡肉。

（4）水果类：每天摄入量的体积为 1 个拳头大小，如苹果、梨、桃。

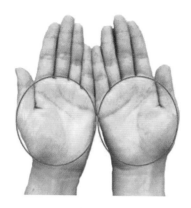 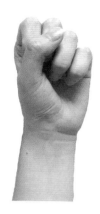

2 个手掌大                    1 个拳头

（5）油脂类：每天摄入量的体积为 1 ～ 2 拇指指尖大小。

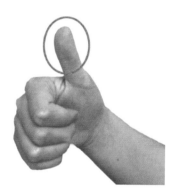

1 ～ 2 个拇指指尖

# 五、老年糖尿病患者运动治疗的照护

## （一）运动对糖尿病患者有哪些好处

运动治疗在糖尿病治疗中占重要地位。运动可以增加胰岛素的敏感性，适当且规律的运动有助于控制血糖，减少心血管疾病危险因素，减轻体重，提升幸福感，还可减轻患者的压力和紧张情绪，使患者心情舒畅。鼓励糖友们在身体状态允许的情况下，进行适量的运动。

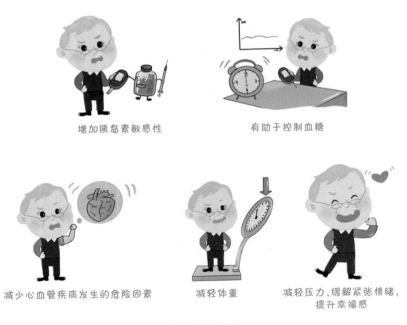

增加胰岛素敏感性　　　有助于控制血糖

减少心血管疾病发生的危险因素　　减轻体重　　减轻压力、缓解紧张情绪，
提升幸福感

运动的好处

## （二）如何选择适合自己的运动项目

运动项目要与患者的年龄、病情及身体承受能力相适应，并定期评估，适时调整运动计划。

## 1. 评估运动耐受能力

规律的运动治疗应在医师指导下进行,定期进行必要的评估,特别是心肺功能和运动功能的医学评估(如运动负荷试验等),根据评估结果,选择运动项目和运动强度。

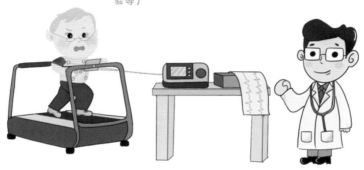

规律的运动治疗应在医师指导下进行,定期进行必要的评估,特别是心肺功能和运动功能的医学评估(如运动负荷试验等)

自身评估

## 2. 安全有效的运动项目

(1)散步

散步既能消耗能量、降低血糖,又可以放松心情,是糖尿病患者优选的运动方式。对于老年人来说,散步简单易行,强度小,不易诱发低血糖和心血管系统症状,最容易实施。

(2)慢跑

慢跑能促进肌肉组织对葡萄糖的摄取和利用,加速肝糖原、肌糖原的分解及末梢组织对糖的利用。

(3)游泳

对于游泳爱好者来说,这是个不错的方式。游泳时要佩戴泳镜,避免眼部感染。

运动项目要与患者的年龄、病情及身体承受能力相适应。快走、打太极拳、骑车、打乒乓球、打羽毛球和打高尔夫球等都是不错的运动选择。

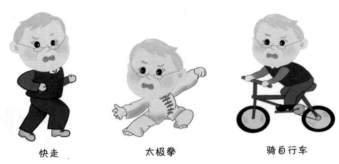

快走　　　　太极拳　　　　骑自行车

运动项目要与患者的年龄、病情及身体承受能力相适应，并定期评估，适时调整运动计划

建议选择中等强度（50%~70% 最大心率，运动时有点用力，心跳和呼吸加快但不急促）的有氧运动，如快走、打太极、骑车、乒乓球、羽毛球和高尔夫球等

运动项目

## （三）运动强度和时间的把握

### 1. 什么时间运动

对于糖尿病患者来说，为了使自身血糖控制得更加稳定，应该选择一个每天相对固定的时间进行运动，一般建议餐后 1 小时运动最佳，这样可以预防低血糖的发生。

有些患者由于工作时间和生活习惯的原因，只能选择早晨运动。早晨运动时，应先进食少量碳水化合物，再去运动，以免运动中发生低血糖。

还有一些患者使用胰岛素或降糖药物控制血糖，运动时应注意避开药物作用的高峰时间。

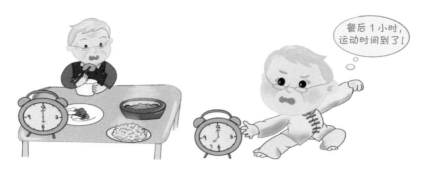

避免空腹运动,最好安排在餐后 1 小时,
因为此时血糖较高,不易发生低血糖

运动时间

## 2. 运动强度的把握

### (1)计算合适的运动强度

运动强度上限(脉搏次数)=230- 年龄(岁)

合适的运动强度(脉搏次数)= 运动强度上限 ×(50% ~ 60%)

简单算式:

合适的运动强度(脉搏次数)=170- 年龄(岁)

### (2)简单判定运动强度

谈话试验法可以用于简单判定运动强度。在运动过程中,微微气喘但还能与同伴正常交谈,就是中等运动强度;一点都不喘说明活动强度低;上气不接下气,不能与同伴交流说明运动强度大。

运动时应从低等强度开始,逐渐进入中等强度。

## 3. 运动量的把握

### (1)需要通过运动消耗多少热量

通常情况下,患者每天要消耗总能量摄入的 10% ~ 20%,平时不运动的患者可以从消耗 10% 开始,逐渐增加;平时经常锻炼的患者,可选择20% 的消耗量;对于肥胖的患者,还要适度增加能量消耗,以达到控制体重和减肥的目的。

**不同运动类型消耗热量一览表**

| 运动类型 | 1 分钟消耗热量 / 千卡 | 运动类型 | 1 分钟消耗热量 / 千卡 |
|---|---|---|---|
| 快步走 /60 米每分钟 | 0.0534 | 骑自行车 /10 千米每小时 | 0.0800 |
| 快步走 /70 米每分钟 | 0.0623 | 骑自行车 /15 千米每小时 | 0.1207 |
| 快步走 /80 米每分钟 | 0.0747 | 上楼梯（正常速度） | 0.1349 |
| 快步走 /90 米每分钟 | 0.0906 | 下楼梯（正常速度） | 0.0658 |
| 快步走 /100 米每分钟 | 0.1083 | 体操（缓和） | 0.0552 |
| 慢跑（速度偏慢） | 0.1384 | 体操（激烈） | 0.0906 |
| 慢跑（速度偏快） | 0.1561 | 爵士舞 | 0.1517 |
| 网球练习 | 0.1437 | 乒乓球练习 | 0.1490 |
| 羽毛球练习 | 0.1508 | 高尔夫练习 | 0.0835 |
| 游泳（速度偏慢） | 0.1614 | 游泳（速度偏快） | 0.3738 |

（2）选择合适的运动频率和时间长度

1）运动时间要循序渐进增加

每次运动时可以先运动 5 ~ 10 分钟，如果感觉良好，再逐渐增加到 30 ~ 40 分钟，可以用 1 ~ 2 个月来完成。一般情况下，以 20 ~ 30 分钟中等运动为佳，低强度的运动可以延续至 45 ~ 60 分钟，不应超过 1 小时。

2）运动频率的选择

建议每周 3 ~ 5 次。单纯饮食治疗的 2 型糖尿病患者，每周至少运动 5 次；正在接受药物治疗的患者，最好每天定时运动，利于血糖控制及调整药物剂量；肥胖患者如果运动强度不够大，可以增加运动次数，减轻体重。

## （四）运动前要做哪些准备

### 1. 运动前检测血糖

血糖 > 16.7 毫摩尔每升时，不可进行运动；血糖 < 5.6 毫摩尔每升时，需加餐后再酌情运动。

### 2. 应急准备

1）运动时要随身携带饼干、糖块等，运动过程中，一旦出现心慌、胸闷、憋气、大汗、饥饿感等症状时，应立即停止运动，及时补充食物。

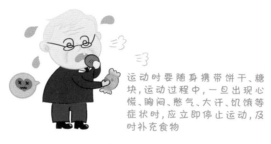

运动自救

2）建议随身携带糖尿病急救卡，卡上标注本人姓名、年龄、家庭住址、电话号码和病情，以备急需。

糖尿病急救卡

姓名：　　年龄：
病情：　　医保卡号：　过敏史：
联系人电话：
家庭住址：
面色苍白、出冷汗、肢体颤抖、反应迟钝，
我可能发生低血糖了！我若昏迷，切勿喂食！
请拨 120，谢谢您的帮助！

建议随身携带糖尿病急救卡，卡上标注本人信息，以备急用

3）随身携带一杯水，用于运动过程中的水分补充。如果随身携带水杯不方便，可以在运动前后各饮用一杯水。

## （五）运动后要注意什么

（1）整理运动：在运动即将结束时，应做 5 ~ 10 分钟的恢复整理运动，如弯腰、踢腿，使心率逐渐恢复至运动前的水平，再坐下休息，不应该突然停止运动。

（2）不要立即淋浴：应用较软的毛巾将汗擦干，如果衣服已经被汗液浸湿，要立即更换衣服，以防感冒。待呼吸和心跳恢复后再进行温水淋浴。

（3）足部自查：运动后仔细检查双脚，如果发现红肿、青紫、水疱、血疱等，要立即请医生或专业护士根据情况进行处理。

（4）运动结束后及时测量血糖，了解运动对血糖的影响。

（5）运动后不要马上进食，运动后消化腺的分泌功能随之下降，如果立即吃东西，会增加器官的负担，引起消化功能紊乱，最好在运动结束 30 分钟后再适当进食。

（6）运动日记：记录运动时间、项目和运动强度、运动过程中的体会和特殊情况，有助于提升运动依从性。

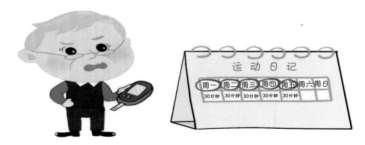

记录运动日记，有助于提升运动依从性，运动前后要加强血糖监测，运动量大或剧烈运动时应建议患者临时调整饮食及药物治疗方案，以免发生低血糖

运动日记

## （六）哪些老年糖尿病患者不适合做运动

（1）血糖 > 16.7 毫摩尔每升、反复低血糖或血糖波动较大者不宜做运动；

（2）有糖尿病酮症酸中毒等急性代谢并发症、合并急性感染、增殖性视网膜病变、严重肾病、严重心脑血管疾病（不稳定型心绞痛、严重心律失常、一过性脑缺血发作）等情况下禁忌运动，病情控制稳定后方可逐步恢复运动。

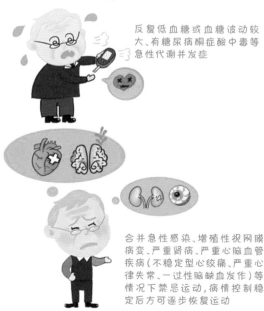

空腹血糖 >16.7 毫摩尔每升

反复低血糖或血糖波动较大、有糖尿病酮症酸中毒等急性代谢并发症

合并急性感染、增殖性视网膜病变、严重肾病、严重心脑血管疾病（不稳定型心绞痛、严重心律失常、一过性脑缺血发作）等情况下禁忌运动，病情控制稳定后方可逐步恢复运动

运动禁忌

## （七）适合老年糖尿病患者的手指保健操

糖尿病手指操是利用中医经络理论，通过手部动作训练，按摩经络穴位，增强手脑协调，从而改善内脏供血，对糖尿病周围神经病变、大血管病变有很好的辅助治疗和预防保健的功效，非常适合老年糖友们做。

### 1. 搓手

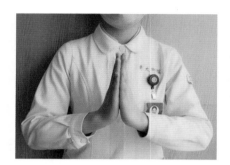
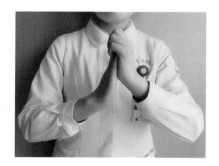

手掌相合　　　　　　　　　　　　　搓手

双手手掌相对合起，快速搓动。每次搓动时，一侧手指指尖从另一侧手掌下端开始向上搓至指尖，然后继续向上，手指自然弯曲包绕另一侧手指指尖。两手交换搓动，一个来回计 1 次，共搓动 36 次。

### 2. 撑手

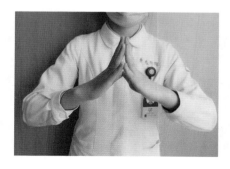
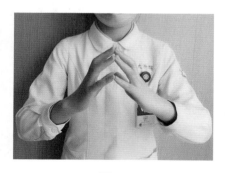

指尖相对　　　　　　　　　　　　　撑手

双手五指尽量分开,指尖逐个相对,指尖相合,手掌分开,然后用力撑顶,撑一下放松一下为 1 次,共做 36 次。

### 3. 拳掌互换

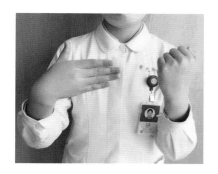

左拳右掌　　　　　　　　　　　左掌右拳

右手伸平,左手握拳,掌心都朝向自己,将右手中指指尖对准左手小指根部掌横纹处,两者相距 5 ~ 10 厘米。然后两手快速交换动作,一个来回为 1 次,共做 36 次。

### 4. 掐合谷

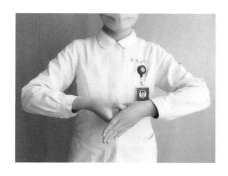
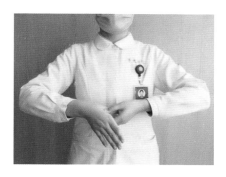

掐左手合谷　　　　　　　　　　掐右手合谷

用右手大拇指和示指捏住左手合谷穴(虎口),用力按捏。然后左右换手,一个来回为 1 次,共做 36 次。

## 5. 大小拇指相合

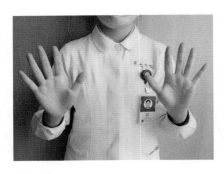

手指伸开

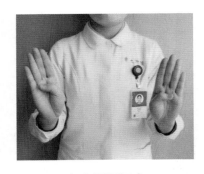

大小拇指相合

双手手指尽量分开伸直,然后大拇指弯曲尽量伸向小拇指根部,其余 4 个手指不能弯曲。分开、并拢为 1 次,共做 36 次。

希望大家通过经常活动手指、锻炼手指操,达到健康控糖的效果。糖友们,你们学会了吗?

# 六、老年糖尿病患者应用降糖药的照护

## (一)什么情况下需要应用药物降糖

经过饮食和运动的治疗后,如果糖化血红蛋白仍大于 7.0%,医生就会建议采用药物治疗;也有的患者发现糖尿病太晚,开始采取治疗措施时已经有了严重的并发症;还有一些患者属于 1 型糖尿病,胰岛素分泌不足,这时除了继续饮食和运动治疗以外,还需要借助药物治疗。

药物治疗包括口服降糖药和胰岛素治疗两种。

## (二)老年糖尿病患者应用降糖药的照护

### 1. 传统口服降糖药的种类

市场上的口服降糖药种类繁多,主要通过促进胰岛素分泌、增加对胰岛素的敏感性、减少或抑制糖的吸收和其他机制达到降糖的目的。

临床上常用的口服降糖药主要有促进胰岛素分泌剂(磺脲类、格列奈类)、双胍类、噻唑烷二酮类、α - 糖苷酶抑制剂、DPP-IV 抑制剂、钠 - 葡萄糖共转运蛋白 2(SGLT2)抑制剂。

应用口服降糖药,须仔细了解该药物属于哪一类降糖药,注意服用时间,这在充分发挥药效、避免不良反应中起到重要作用。

### 2. 服用口服降糖药的照护要点

(1)磺脲类

能刺激 β 细胞分泌胰岛素,应用此类药物,要确保机体还保存着

有功能的 β 细胞,容易发生低血糖、增重、过敏和消化系统不适,应饭前半小时服用,常用的药物有优降糖、美吡达、达美康等。

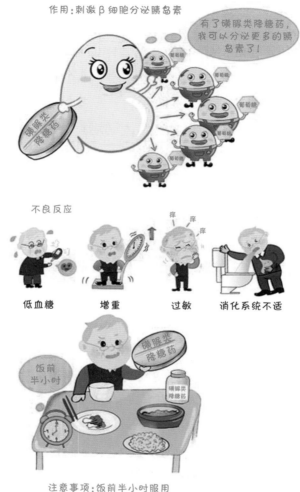

磺脲类口服降糖药

## (2) 格列奈类药物

能刺激 β 细胞分泌胰岛素,与磺脲类药物比较,其促胰岛素分泌作用更快速,具有吸收快、起效快和作用时间短的特点,主要用于控制餐后高血糖,应在餐前或进餐时口服,服用后要注意低血糖的发生。
我国上市的有瑞格列奈、那格列奈和米格列奈。

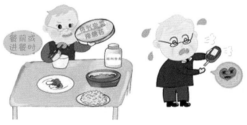

格列奈类口服降糖药

(3)双胍类

目前应用最广泛的口服降糖药,也是 2 型糖尿病患者首选的口
服降糖药物。通过抑制肝糖原分解、改善胰岛素的敏感性、促进葡萄

糖利用来实现降糖,还有利于改善血管并发症,且不会增加体重。

主要副作用是消化道反应,二甲双胍和盐酸=甲双胍片应餐后或进餐时服用,二甲双胍肠溶片应餐前半小时服用。肾脏功能、肝脏功能不全、慢性胃肠病者不宜使用。

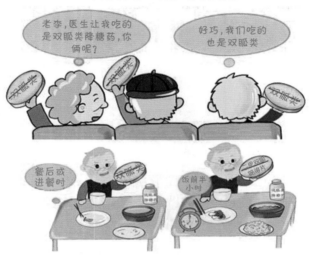

注意事项:
二甲双胍和盐酸=甲双胍片应餐后或进餐时服用,二甲双胍肠溶片应餐前半小时服用

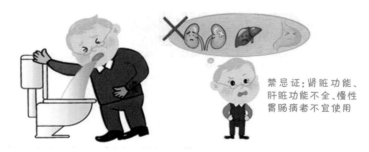

不良反应:消化道反应

禁忌证:肾脏功能、肝脏功能不全、慢性胃肠病者不宜使用

**双胍类口服降糖药**

（4）噻唑烷二酮类（TZDs，格列酮类）

通过增加组织对胰岛素作用的敏感性而降低血糖，对肥胖和胰岛素抵抗患者效果显著。联合用药时可增加低血糖的发生风险，增重和水肿是常见的副作用。常见的有罗格列酮和吡格列酮。

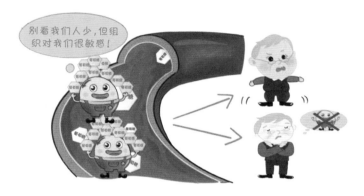

噻唑烷二酮类可以增加组织对胰岛素作用的敏感性而降低血糖
对肥胖和胰岛素抵抗患者效果显著

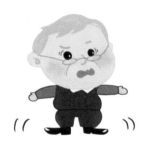

不良反应：增重、水肿

**噻唑烷二酮类口服降糖药**

（5）α-糖苷酶抑制剂（AGI）

通过抑制碳水化合物在小肠上部的吸收而降低餐后血糖，适用于以碳水化合物为主要食物成分和餐后血糖升高的患者，胃肠功能紊乱者不宜使用。主要有阿卡波糖、伏格列波糖和米格列醇。

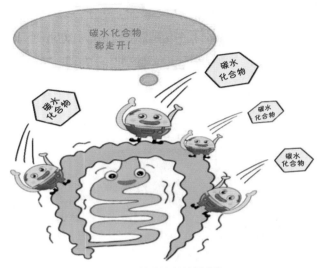

α-糖苷酶抑制剂（AGI）
通过抑制碳水化合物在小肠上部的吸收来降低餐后血糖

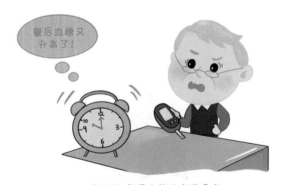

适用于：餐后血糖升高的患者

α-糖苷酶抑制剂

### （6）二肽基肽酶Ⅳ（DPP-Ⅳ）抑制剂

以葡萄糖浓度依赖的方式增强胰岛素分泌，抑制胰高血糖素分泌，单独使用不会增加低血糖的发生风险，也不会增加体重。目前在国内上市的DPP-Ⅳ抑制剂为西格列汀、沙格列汀、维格列汀、利格列汀和阿格列汀。

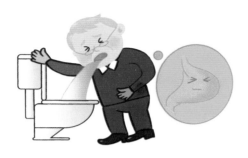

禁忌证：胃肠功能紊乱者不宜使用

DPP-IV 抑制剂

**（7）钠 - 葡萄糖共转运蛋白 2（SGLT-2）抑制剂**

促进尿葡萄糖排泄，降低血液循环中葡萄糖水平。目前在我国被批准临床使用的 SGLT-2 抑制剂为达格列净、恩格列净和卡格列净。卡格列净需要在第一次正餐前口服。

### 口服降糖药物注意事项汇总表

| 类别 | 主要机制 | 服用时间 | 优点 | 缺点 |
|---|---|---|---|---|
| 双胍类（二甲双胍） | 促进葡萄糖利用，抑制肝糖原分解 | 二甲双胍肠溶片应饭前 30 分钟服用，二甲双胍和盐酸二甲双胍片应饭后或饭中服用 | 不引起低血糖，减轻体重 | 胃肠道反应，恶心、呕吐、胃部不适 |
| α 糖苷酶抑制剂（阿卡波糖） | 减少碳水化合物吸收 | 用餐前即刻整片吞服，或与前几口食物一起咀嚼 | 无低血糖风险 | 胃肠道反应 |
| 磺酰脲类（格列美脲） | 促进胰岛素分泌，降低餐后血糖 | 早餐前或第一次主餐前即刻给药 | 可降低微血管和大血管病变风险 | 低血糖、体重增加 |
| 格列奈类（瑞格列奈） | 刺激胰岛素的早时相分泌，降低餐后血糖 | 餐前 0 ~ 30 分钟服用，多在餐前 15 分钟服用 | 起效快，作用时间短 | 低血糖、轻度增加体重 |

续表

| 类别 | 主要机制 | 服用时间 | 优点 | 缺点 |
|---|---|---|---|---|
| 噻唑烷二酮类（罗格列酮） | 增加靶器官胰岛素的敏感性 | 服药与进食无关，空腹或餐后服药均可 | 不引起低血糖 | 水肿、心力衰竭、体重增加 |
| DPP-Ⅳ抑制剂（沙格列汀） | 双重调节β细胞和α细胞 | 服药时间不受进餐影响 | 不引起低血糖 | 关节痛、胰腺炎、轻度增加体重 |
| SGLT-2抑制剂（达格列净） | 减少葡萄糖在肾脏的重吸收，从尿中直接排糖来降低血糖 | 每天一次，不受饮食限制 | 不引起低血糖，减轻体重 | 泌尿生殖道感染，急性肾脏损伤 |

## （三）应用胰岛素降糖的照护要点

当口服降糖药效果不佳或存在口服药使用禁忌时，为控制血糖，并减少糖尿病并发症，就需要用到糖尿病用药中非常重要的药物——胰岛素了。

### 1. 认识胰岛素

（1）胰岛素有哪几类

根据作用时间的差异，胰岛素可分为超短效胰岛素类似物、常规（短效）胰岛素、中效胰岛素（NPH）、长效胰岛素、长效人胰岛素类似物、预混胰岛素和预混胰岛素类似物。

胰岛素的使用要求很严格，这源于它对时间和剂量的严谨要求。下面我们从不同种类的胰岛素分别说起。

①短效胰岛素

生活中最常使用的胰岛素类型，如诺和灵 R、优泌林 R。其主要用于控制餐后血糖，要求在餐前 30 分钟严格执行。其起效时间为注射后 15 ～ 30 分钟,作用高峰期为注射后 1 ～ 3 小时,持续时间 5 ～ 7 小时。

②中效胰岛素

该胰岛素使用前要摇匀,属于混悬液,如诺和灵 N、优泌林 N。其主要用于控制空腹状态下的血糖,一般在早餐前、晚餐前 1 小时注射或晚上 10 点注射。起效时间为注射后 2.5 ～ 3 小时,作用高峰期为注射后 6 ～ 10 小时,持续时间为 13 ～ 26 小时。

③长效胰岛素

该胰岛素主要用于补充基础胰岛素,或与短效胰岛素固定比例混合后使用,在餐前 30 ～ 60 分钟注射。其起效时间为注射后 4 小时,作用高峰期为注射后 8 ～ 10 小时,持续时间为 20 小时。

④预混胰岛素

该胰岛素使用前要摇匀,属于混悬液,是短效、中效胰岛素按比例的预混合剂,如诺和灵 30R、诺和灵 50R 等。其主要用于控制基础及餐后血糖,要求在餐前 15 ～ 30 分钟注射。起效时间为注射后 30 分钟,作用高峰期为注射后 2 ～ 8 小时,持续时间为 24 小时。

⑤胰岛素类似物

超短效胰岛素类似物:如优泌乐、诺和锐。此类胰岛素类似物要在餐前 10 分钟注射,也可餐前即刻或餐后即刻注射,与人体胰岛素生理性分泌相似,发生低血糖的概率相对较低,安全性相对较高。

该类型胰岛素特点:起效时间快,注射后 10 ～ 20 分钟;达峰时间快,注射后 30 ～ 60 分钟;药效时间短,作用时间 3 小时左右。

诺和锐 30:该胰岛素是混悬液,使用前要摇匀。同样要求餐前 10 分钟注射,也可餐前即刻或餐后即刻注射。

该类型胰岛素特点:作用时间快,有利于控制餐后血糖;作用时间长,有利于基础状态下的血糖控制。

长效人胰岛素类似物:如来得时、诺和平。

来得时特点:作用时间缓慢,药物吸收稳定,每日注射一次即可;作用时间延长,可持续30小时;无作用高峰时间。类似人体胰岛素生理性分泌,安全性高,低血糖发生率低。

诺和平特点:作用时间略短于来得时;可用于6岁以上儿童。

### 常用胰岛素及其作用时间

| 胰岛素制剂 | | | 注射时间 | 起效时间 | 到达高峰时间 | 持续时间 |
|---|---|---|---|---|---|---|
| 短效胰岛素(诺和灵R、优泌林R) | | | 餐前30分钟以内 | 15~30分钟 | 1~3小时 | 5~7小时 |
| 中效胰岛素(诺和灵N、优泌林N) | | | 早餐、晚餐前1小时,晚上10点 | 2.5~3小时 | 6~10小时 | 13~26小时 |
| 长效胰岛素(不常用) | | | 餐前30~60分钟 | 4小时 | 8~10小时 | 20小时 |
| 预混胰岛素(诺和灵30R、诺和灵50R) | | | 餐前15~30分钟 | 30分钟 | 2~8小时 | 24小时 |
| 胰岛素类似物 | 超短效胰岛素类似物(优泌乐、诺和锐) | | 餐前10分钟或即刻 | 10~20分钟 | 30~60分钟 | 3小时 |
| | 诺和锐30 | | 餐前10分钟或即刻 | 10~20分钟 | 1~4小时 | 14~24小时 |
| | 长效人胰岛素类似物 | 来得时 | 每日定点注射1次 | 2~3小时 | 无峰值 | 30小时 |
| | | 诺和平 | 每日定点注射1次 | 3~4小时 | 3~14小时 | 24小时 |

(2)胰岛素保存有要求

胰岛素是生物制剂,对保存温度有一定的要求。

①没有打开的胰岛素避光保存于外包装内,勿冰冻,放于冰箱冷藏保鲜层 2 ~ 8℃保存,避开冰箱内壁,切记避免冷冻。

②已开封的胰岛素可以置于室温下保存;在干燥、通风处,避免阳光直射,具体的储存温度参照胰岛素说明书。一般情况下,不能高于 30℃,建议家中可以专门准备一个放置常用药物的抽屉柜,用来储存。

③打开的胰岛素有效期为 1 个月,建议标注打开时间以及过期时间,方便使用。

④正在使用的注射装置切勿储存在冰箱内。

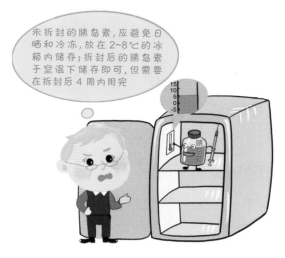

胰岛素的保存

中效类胰岛素作用较强而持久,灵活性较大,可配合短效类以加速其疗效,亦可加长效类而延长其药效时间,对血糖波动大而不易控制的糖尿病患者较为适用;短效类适用于有严重并发症且急需控制血糖者及初治阶段以便摸索适当剂量者,不仅可皮下注射,也可静脉滴注;长效类作用持久,每日仅需一次注射,使用方便,但药效缓慢,不能应急使用。

医生会根据患者的病情选择合适的胰岛素，糖友们一定要按照医嘱，使用正确的种类和剂量，切不可随意调整。

## 2. 何时需要使用胰岛素

在改变生活方式和服用至少三种较大剂量口服降糖药联合治疗的基础上，糖化血红蛋白仍不达标（糖化血红蛋白 > 9.0% 或空腹血糖 > 11.1 毫摩尔每升），或出现无明显诱因的体重显著下降时，应使用胰岛素治疗。同时，以下患者也必须使用胰岛素治疗：

（1）1 型糖尿病患者；

（2）高血糖引起酮症酸中毒、昏迷的患者；

（3）口服降糖药治疗效果不明显的患者；

（4）妊娠糖尿病患者；

（5）糖尿病患者的围手术期治疗；

（6）重症感染、血糖控制紊乱的患者；

（7）胰腺切除术后患者；

（8）严重肝肾功能损害的糖尿病患者。

## 3. 胰岛素使用中的几个问题

（1）打胰岛素不会上瘾

上瘾是一种重复性的强迫行为，即使知道这个行为会有不好的影响，还是会难以停止，就像有依赖，不能靠人们的思想所左右。

注射胰岛素，不会产生成瘾现象。因为在人体胰腺内含有胰岛素，由胰岛 β 细胞分泌，糖尿病患者血糖过高是因为体内的胰岛 β 细胞功能损坏，分泌量较少或作用缺陷。胰岛素的注射，不会产生依赖，也不会成"瘾"。

（2）胰岛素注射没那么痛

很多患者说注射胰岛素好疼，事实上，注射胰岛素是无痛或轻度疼痛的。患者注射的不适感主要与以下几个因素有关：

1）针头过长导致针尖触及肌肉或筋膜；

2）重复使用针头，导致针头变钝；

3）捏皮方法错误；

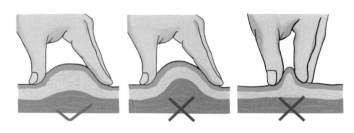

捏皮方法

4）消毒酒精未干，注射时渗入皮肤导致的刺激痛；

5）患者的不安、紧张情绪越明显，所感受到的疼痛会越严重。

以下方法可以减轻胰岛素注射的疼痛：

1）针头刺入皮肤时应平滑前进，而非猛戳；

2）使用酒精消毒注射部位后，应待酒精彻底挥发后进行注射；

3）可选用长度更短，直径更小的针头，以最小化疼痛，每次注射更换新针头，避免针头钝化；

4）注射的胰岛素剂量较大会造成疼痛，可将胰岛素剂量拆分或遵医嘱提高胰岛素浓度；

5）在大腿注射比在腹部注射的疼痛感明显，可选择适宜的部位进行注射；

6）定期更换注射位置，避免皮下脂肪增生及脂肪萎缩。

（3）警惕低血糖

1）低血糖的诱因

① 胰岛素注射过多：应该从小剂量开始，之后逐渐加量，长期使用胰岛素的患者出现低血糖时，应积极寻找原因，最好去医院就医，让医生调整胰岛素注射的方案，并严格执行。

② 未按时进食或进食过少：患者应定时定量吃饭，如果进食量减少就相应减少降糖药的剂量或胰岛素的剂量，吃饭不准时也应做好剂量的调整。

③ 运动量增加：运动前应增加碳水化合物的摄入（运动前应多吃点主食），在餐后 1 小时左右运动最佳，运动的时候也要随身携带糖块。

④ 酒精的摄入，尤其是空腹饮酒：酒精可以直接导致低血糖，应该避免饮酒或是空腹饮酒。

2）当发生低血糖时如何自救（三个"15"原则）

① 立即进食 15 克糖：50% 葡萄糖溶液 30 毫升（医院可以买到，取用方便、计量准确，倒在水杯里稀释后服下，吸收快，建议常备）；一片面包（常规的面包切片）；钙奶饼干 3 片；果汁 150 毫升。

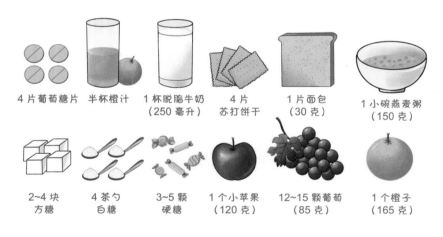

4 片葡萄糖片　半杯橙汁　1 杯脱脂牛奶（250 毫升）　4 片苏打饼干　1 片面包（30 克）　1 小碗燕麦粥（150 克）

2~4 块方糖　4 茶勺白糖　3~5 颗硬糖　1 个小苹果（120 克）　12~15 颗葡萄（85 克）　1 个橙子（165 克）

15 克含糖食物

② 15 分钟后监测血糖一次，如果血糖 ≤ 3.9 毫摩尔每升，再用同样的方法进食糖类一次；血糖 > 3.9 毫摩尔每升，但距离下一次吃饭不超过 1 小时，应多吃点含淀粉高的食物或蛋白质食物，如鸡蛋、豆制品等。

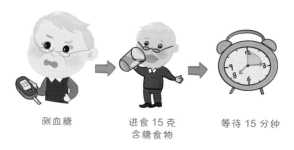

测血糖　　　　进食 15 克　　　　等待 15 分钟
　　　　　　　含糖食物

15 分钟后再次测血糖

③ 如果是严重低血糖而且意识不清时，应立即就医。医疗救治方法为：给予 50% 葡萄糖溶液 20 ~ 40 毫升静脉推注，15 分钟后复测，如果血糖仍然 ≤ 3.0 毫摩尔每升，继续给予 50% 葡萄糖液 60 毫升静脉推注。

发生过低血糖的患者，建议随身携带糖块及饮水，并自制低血糖应急卡，以备不时之需。

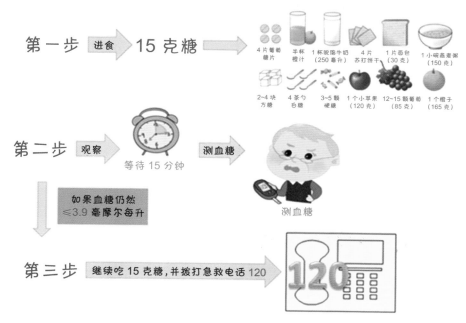

低血糖患者自救流程图

## 4. 胰岛素注射的相关技术

胰岛素笔的使用

（1）取出胰岛素笔：冷藏保存的胰岛素笔或笔芯应提前30分钟取出，在室温下复温。

（2）核对胰岛素和笔芯

1）检查胰岛素的名称；

2）检查笔芯中药液性状，有无破损，是否在有效期内；

3）确保笔芯中有足够量的胰岛素。

（3）安装胰岛素笔芯

1）旋开笔帽，拧开笔芯架；

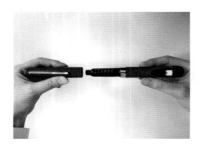 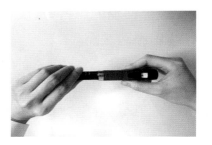

旋开笔帽　　　　　　　　　　拧开笔芯架

2）将笔芯装入笔芯架，拧紧；

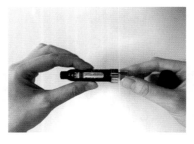 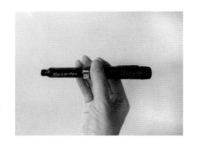

将笔芯装入笔芯架　　　　　　　拧紧

（4）如果是混悬型胰岛素，需要充分混匀，直至胰岛素变成均匀的云雾状白色液体。

1）将胰岛素笔平放在手心中，水平滚动10次；

2）将胰岛素笔180°上下翻动10次。

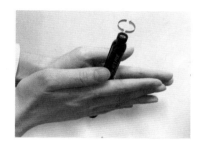
水平滚动胰岛素笔

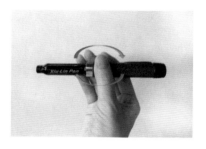
上下翻动胰岛素笔

（5）安装针头：依次取下针头外帽、内帽，外帽放于一旁备用。

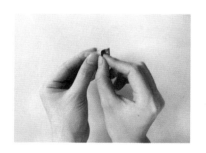
取下针头外帽

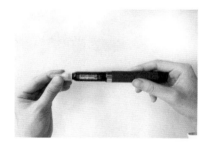
取下针头内帽

（6）排尽笔芯内空气

1）将剂量调节旋钮拨至2个单位（刻度2）；

2）针尖向上，手指轻弹笔芯架数次，使空气聚集在上部；

3）按压注射键，直至一滴胰岛素从针头溢出，表示笔芯内的气泡已排尽。

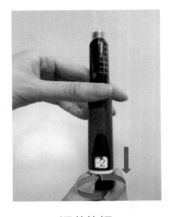

调节旋钮

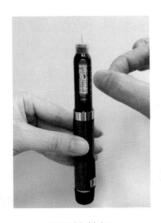

轻弹笔芯架

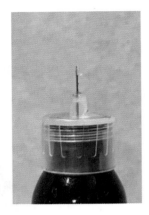

胰岛素从针头溢出

（7）将剂量旋钮旋至所需刻度。

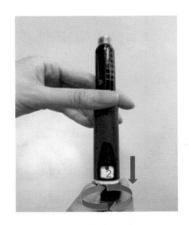

调节旋钮

（8）注射部位的选择

适合注射胰岛素的部位是腹部（距离肚脐超过 3 厘米）、大腿外侧、上臂外侧和臀部外上侧。

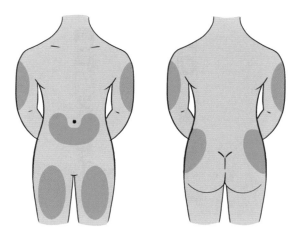

注射部位

（9）注射部位的检查和消毒：用 75% 的酒精消毒注射部位，直径 > 5 厘米，等待酒精完全挥发。

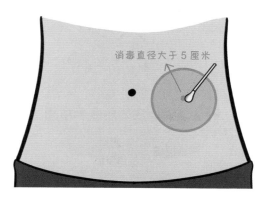

消毒直径大于 5 厘米

酒精消毒

（10）胰岛素要注射在皮下组织，注射时，根据针头的长度选择合适的捏皮手法。

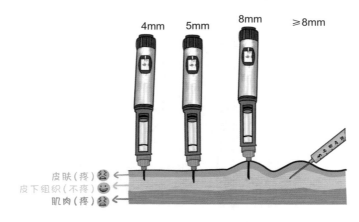

用药部位及捏皮手法 (1)

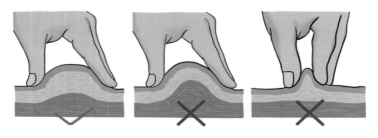

用药部位及捏皮手法 (2)

## 针头选择及注射角度示意图

| 人群 | 针头长度 /mm | 是否捏皮 | 进针角度 | 注射示意图 |
|---|---|---|---|---|
| 成年人 | 4,5 | 否 | 90° | 无需捏皮,垂直进针 |
| | 6,8,12.7 | 健康人群或肥胖 – 否 | 90° | 健康或肥胖成年人,无需捏皮,垂直进针 |
| | | 消瘦 – 是 | 90° | 消瘦成年人,捏皮,垂直进针 |

| 人群 | 针头长度 /mm | 是否捏皮 | 进针角度 | 注射示意图 |
|---|---|---|---|---|
| 儿童 | 4 | 否 | 90° | 儿童无需捏皮,垂直进针 |
| | 5 | 健康人群或肥胖 – 否 | 90° | 儿童无需捏皮,垂直进针 |
| | | 消瘦 – 是 | 90° | 消瘦儿童,捏皮垂直进针 |
| | 6 | 是 | 90° | 消瘦儿童,捏皮垂直进针 |
| | 8,12.7 | 是 | 45° | 需捏皮,45° 进针 |

(11) 参考下图的持针方法,快速进针,缓慢注射药物,针头停留至少 10 秒。

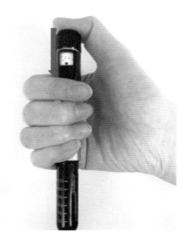

注射药物

(12) 干棉签轻按针眼,拔出针头。

（13）保护帽套回，拧下针头，弃于坚硬容器内。

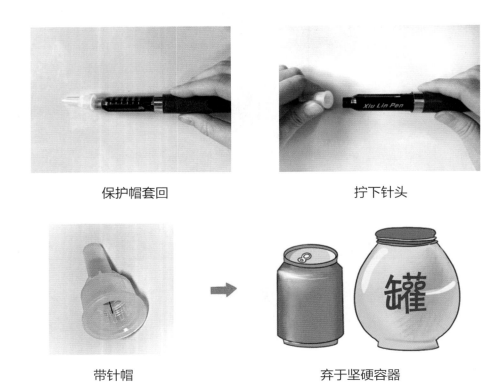

保护帽套回　　　　　　　　　　　　　　　拧下针头

带针帽　　　　　　　　　　　　　　　　弃于坚硬容器

**胰岛素的无针注射——告别"针"痛岁月**

胰岛素无针注射是通过注射器内的弹簧释放产生强大的动力，快速推动注射器前端安瓿内的药液，药液通过前端直径为 0.17 毫米的微孔，以"液体针"的形式瞬间穿过表皮细胞，完成注射。

与传统胰岛素注射方法比，胰岛素无针注射能避免皮肤穿刺，减少疼痛和脂肪颗粒的产生，利于胰岛素的吸收，非常适合长期注射胰岛素的患者。操作方法如下：

## （1）物品准备

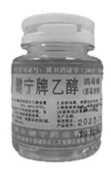

75% 医用酒精

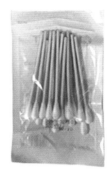

无菌棉签

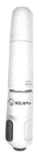

无针注射器

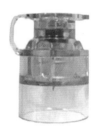

取药接口

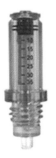

药管

（2）安装药管

1）取出注射器，摘掉注射器的端帽。

2）取出药管，将药管有螺纹的一端插入注射器的头部并拧紧。

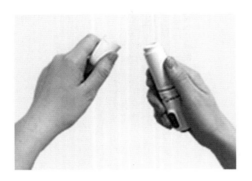 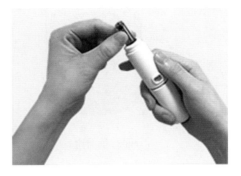

摘掉端帽　　　　　　　　　　　　　　拧紧螺纹

（3）加压

向箭头方向相对旋转注射器的上下壳体，直到听到"啪"的响声，注射按钮和安全锁同时弹起即表明加压完成。

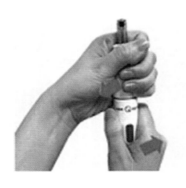 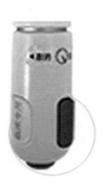

加压

（4）吸药并调整注射剂量

1）取出取药接口，将胰岛素药瓶插入取药接口有针尖的一端并压紧。

2）将取药接口另一端装卡到药管上。

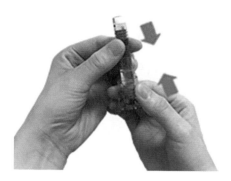

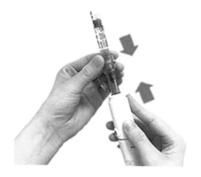

有针尖一端压紧                    取药口另一端卡到药管上

3）向箭头方向旋转注射器的下壳体，将胰岛素吸入药管内，同时观察刻度窗口读取需要注射的胰岛素剂量。

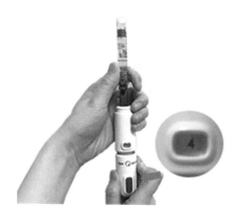

观察胰岛素剂量

（5）排气

1）仔细观察药管内部顶端、侧壁和活塞，如果发现附着气泡，应做排气处理，否则将影响注射质量，导致注射后皮肤疼痛。

2）排气前将药管向上用手掌拍击注射器，使气泡流向药管顶端。

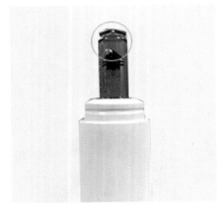

观察是否有气泡

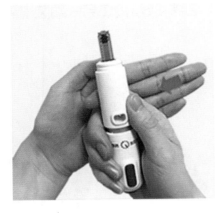

使气泡流向药管顶端

3）与吸药相反的方向旋转下壳体，将气泡排除。

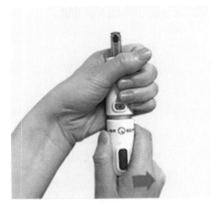

旋转下壳体排除气泡

气泡排出后如果药品不足请重复吸药过程，将不足的药品补充到药管内。

（6）注射

无针注射器可以在很多部位注射，如腹部、臀部、大腿外侧及上臂外侧等皮下组织比较厚的部位。由于人体皮下组织最厚的部位是腹部的肚脐两侧，基于无针注射器的原理，推荐的注射部位为腹部肚脐两侧 5 厘米以外，应避开上次注射的部位。

（1）在选定的注射部位用医用酒精棉签擦拭消毒，并等待酒精干燥后进行注射。

（2）握紧注射器并将药管的头部垂直按压在消毒后的注射部位并用力压紧。

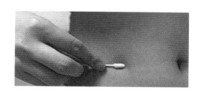 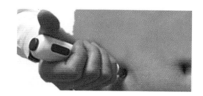

医用酒精棉签擦拭消毒　　　　　　　药管的头部垂直按压

（3）充分放松腹部肌肉。注射时用食指按下安全锁，用拇指按压注射按钮。当听到清脆的响声，药品已经被注射到体内。注射完毕后仍将药管压紧皮肤并保持注射状态停留 3 秒钟，然后将注射器移开，用干燥棉签按压注射部位至少 10 秒钟。

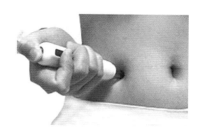

注射胰岛素

（7）注意事项

1）在安装药管的时候,不要让任何物品接触药管的头部,避免污染。

2）加压时不得阻碍安全锁弹起,加压完成后,不得再继续旋转,否则可能会损坏注射器。

3）插入胰岛素药管时一定要插紧,并卡在取药接口内,然后适当旋转药瓶确保取药接口的针刺破药瓶的胶塞与药液贯通。

4）如果使用预混胰岛素,请在吸药前将胰岛素摇匀。

5）在吸取药液时,为了避免吸入空气,尽量保持药管竖直向上。

6）无针注射器的最大注射剂量为 35 单位 (IU),如果在调整剂量时超过了 35 单位,容易引起注射器损坏。如果需要注射剂量超过 35 单位,请分两次注射。

7）为避免取药排气后药量不足,建议每次取药的剂量稍多于注射剂量,使得排气后达到准确注射剂量。

8）注射时一定要使注射器垂直于皮肤表面,并用力将药管头顶住皮肤,使药管头部与皮肤压紧。

（8）优点

1）无针注射可使胰岛素吸收更快,通过长期改善胰岛素的吸收,可降低糖尿病并发症的发生风险。

2）由于药液是以弥散状进入皮下的,分散均匀,长期使用也不会产生皮下硬结。

3）因没有针头,可有效降低感染风险。

4）患者更加舒适,消除了对针头的恐惧。

5）无针注射器操作简单安全,剂量更精确。

# 七、老年糖尿病患者自我监测照护

## （一）血糖应该控制在什么水平

### 1. 血糖控制目标按照严格程度可分三类

血糖的自我监测是糖尿病自我管理效果的试金石，可以指导饮食，评估用药效果，也是动态反映防控效果最便捷的方法。

那么，血糖值控制在什么范围最合适呢？

其实血糖控制目标的个体化非常强，不同人群、不同治疗方法、不同身体状况，控制目标会不一样，具体分为严格控制、一般控制和宽松控制。

**严格控制**
• 空腹或餐前血糖：4.4~6.1 毫摩尔每升
  餐后 2 小时或随机血糖：6.1~7.8 毫摩尔每升

**一般控制**
• 空腹或餐前血糖：6.1~7.8 毫摩尔每升
  餐后 2 小时或随机血糖：7.8~10.0 毫摩尔每升

**宽松控制**
• 空腹或餐前血糖：7.8~10.0 毫摩尔每升
  餐后 2 小时或随机血糖：7.8~13.9 毫摩尔每升

### 2. 不同人群有不同的控制目标

（1）哪些人群要严格控制

新诊断、无并发症及伴发疾病的非老年患者；

降糖治疗无低血糖风险的患者；

精细手术（如整形）的患者。

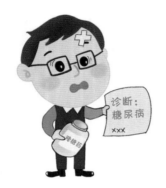

1. 新诊断、无并发症及伴发疾病的非老年人患者
2. 降糖治疗无低血糖风险的患者
3. 精细手术（如整形）的患者

哪些人群要严格控制血糖

（2）哪些人群要一般控制

择期大、中、小手术患者；

器官移植手术患者；

心脑血管疾病高危人群，同时伴有稳定心脑血管疾病患者；

糖皮质激素治疗患者。

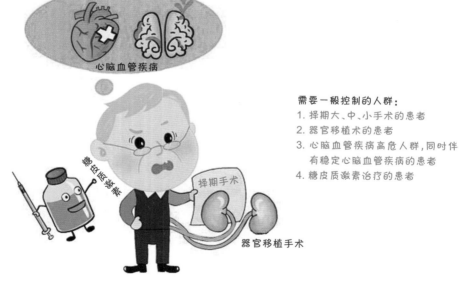

需要一般控制的人群：
1. 择期大、中、小手术的患者
2. 器官移植术的患者
3. 心脑血管疾病高危人群，同时伴有稳定心脑血管疾病的患者
4. 糖皮质激素治疗的患者

哪些人群要一般控制血糖

（3）哪些人群要宽松控制

低血糖高危人群；

心脑血管疾病入院患者；

中、重度肝肾功能不全者；

预期寿命＜5年（如癌症等）者；

≥75岁者；

精神或智力障碍者。

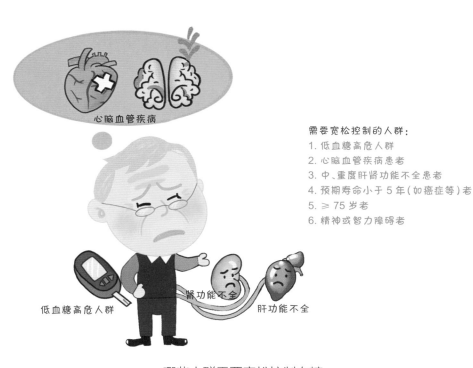

哪些人群需要宽松控制血糖

## 3. 老年糖尿病患者的血糖控制目标如何确定

随着年龄的增长，老年患者各器官功能逐渐退化，基础疾病较多，如冠心病、高血压等，因此血糖控制目标需要根据具体年龄、糖尿病病程、并发症等决定，可以参考以下几点：

（1）大部分健康的老年患者，空腹血糖＜7.0 毫摩尔每升，非空腹血糖＜10.0 毫摩尔每升。

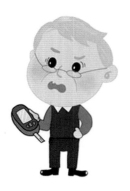

健康老年患者：

空腹血糖 <7.0 毫摩尔每升

非空腹血糖 <10.0 毫摩尔每升

健康老年患者血糖值

（2）如果并发糖尿病视网膜病变、糖尿病肾病等慢性并发症，或者合并冠心病的患者，空腹血糖＜8.0 毫摩尔每升，非空腹血糖＜11.1 毫摩尔每升。

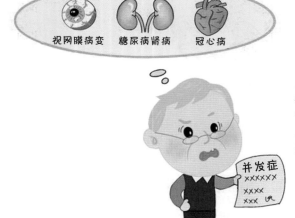

并发糖尿病视网膜病变、糖尿病肾病等慢性并发症，或合并冠心病的患者：

空腹血糖 <8.0 毫摩尔每升

非空腹血糖 <11.1 毫摩尔每升

糖尿病并发症患者血糖控制值

（3）年龄超过 75 岁、频繁发生低血糖、生活不能自理或预期寿命有限的患者,血糖控制目标应进一步放宽,建议空腹血糖＜10.0 毫摩尔每升,非空腹血糖＜14.0 毫摩尔每升。

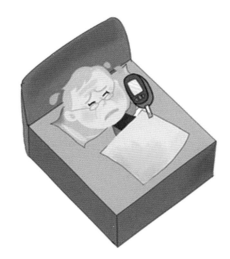

年龄超过 75 岁、频发低血糖、生活
不能自理或预期寿命有限的患者：
空腹血糖 <10.0 毫摩尔每升
非空腹血糖 <14.0 毫摩尔每升

年龄大、预期寿命短的患者血糖控制目标

## （二）给自己开一张监测处方

### 1. 什么时候需要监测血糖

（1）血糖控制平稳的患者,一周测一次七点血糖,三餐前、后及睡前,可不在同一天测。

（2）血糖控制很差的患者,每天都测七点血糖,直到血糖控制平稳为止。

（3）生活方式干预的患者,可以根据需要有目的地监测血糖,调节饮食和运动。

（4）口服降糖药患者,可以每周监测 2 ～ 4 次餐前或餐后血糖,就诊前一周内连续监测三天的七点血糖。

(5)特殊情况：当出现低血糖、调整用药或血糖升高时，要随时监测血糖，短期内增加血糖监测的频次，直到血糖平稳控制为止。

**2. 糖友常用的血糖监测方案**

(1)四点血糖：监测时间为三餐前、睡前，适用于正常饮食情况下，每日1～2次胰岛素注射或口服降糖药物的患者。

(2)七点血糖：监测时间为三餐前、三餐后2小时、睡前，适用于正常进食情况下每日多次胰岛素注射或使用胰岛素泵的患者。

(3)每4～6小时血糖：适用于肠内或肠外营养的饮食前提下，应用口服降糖药或胰岛素皮下注射给药（含胰岛素泵）的患者；也适用于急危重症患者的缓解期。

(4)每1～2小时血糖：适用于静脉胰岛素输注或ICU患者，无论何种进食方式，急危重症患者的急性期需要每1小时测量一次。

(5)妊娠糖尿病患者中，新诊断的高血糖孕妇、血糖控制不稳定和胰岛素治疗者，需监测三餐前、三餐后1小时、三餐后2小时和凌晨3点的血糖；若采用非胰岛素治疗则监测空腹、三餐后1小时和三餐后2小时的血糖。

(6)老年患者的血糖监测频率参照一般人群的要求，实行个体化的监测方案。

**3. 除了血糖，还需要监测什么**

(1)糖化血红蛋白：糖化血红蛋白是指被糖化的血红蛋白占总血红蛋白的比例，正常情况下只有4%～6%的血红蛋白被糖化成糖化血红蛋白。由于糖尿病患者血糖水平升高，糖化血红蛋白的比例会增高，糖化血红蛋白的水平可以反映过去2～3个月血糖的平均水平。

糖化血红蛋白和即时血糖监测的结果不一样，它不受监测时间、血糖波动、用餐和用药的影响，能够帮助患者评价近期血糖控制的效果,也能帮助医生及时改进和调整治疗方案。

（2）尿酮体:酮体是脂肪代谢的中间产物,正常情况下,尿酮体是阴性。如果糖尿病患者尿中出现酮体,说明患者体内的胰岛素极度不足,即将发生或者是已经发生糖尿病酮症甚至是酮症酸中毒。

（3）微量白蛋白:24 小时尿微量白蛋白监测是检查早期糖尿病肾病的敏感指标。普通的尿常规检查,尿蛋白往往呈阴性,容易漏诊,留取 24 小时尿液虽然较麻烦,但却是发现糖尿病肾病最好的方法。

（4）体重指数（BMI）:肥胖可以加重胰岛素抵抗,使血糖的控制难上加难,还可以增加心脑血管疾病发生的危险,所以糖尿病患者应密切关注体重变化,使体重保持在正常的范围（具体数值参考饮食照护部分）。

（5）血压和血脂:高血压和高血脂均能加重糖尿病患者的病情,增加心血管疾病的发生风险,糖尿病患者需要定期监测血压和血脂。

（6）眼底检查:糖尿病可以引起多种眼部并发症,其中糖尿病视网膜病变是导致糖尿病患者失明的主要原因。糖尿病患者在第一次就诊时,就要做眼底检查,不要等到眼睛视物模糊的时候再去做。

### 4. 各项检查多久做一次

（1）糖化血红蛋白:糖化血红蛋白的控制目标是小于 7.0%,治疗初期或者血糖控制不理想的患者,建议每三个月查一次;当达到血糖控制目标后,可延长为每六个月查一次。

（2）尿酮体:当血糖持续升高时,短期内频繁发生低血糖时,面色潮红、呼吸急促时,出现腹部疼痛、恶心呕吐时,以及上呼吸道感染时需要检测酮体。当尿液中出现酮体的时候,一定要接受医生治疗的建议,不可轻视。

（3）微量白蛋白:每年至少检查一次。

（4）血脂:高血脂的患者至少每三个月检查一次,糖尿病患者至少每半年检查一次。

（5）眼底检查:糖尿病患者在第一次就诊时做一次眼底检查,以后至少每年检查一次。

## (三)血糖监测技术的照护

### 1. 血糖仪的使用

血糖仪简单易学,在糖友们居家护理或有不适症状时,可以快速测出血糖,为治疗提供依据,是糖友们的好帮手。血糖仪价格一般为几百元到一千元,一般家庭都能承受,建议糖友们都为自己配备一台。

（1）使用血糖仪测血糖的操作流程

1）准备好用物,消毒用品包括 75% 酒精、无菌棉棒;检测用品包括血糖仪、试纸、采血针。

消毒用品

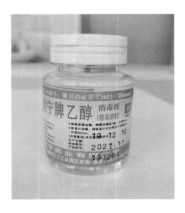

75% 医用酒精

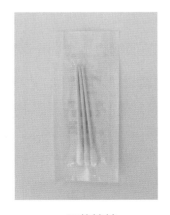

无菌棉棒

检测用品

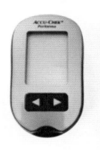

血糖仪

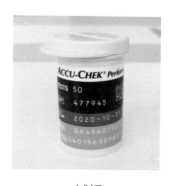

试纸

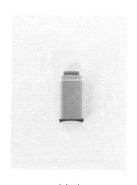

针头

2)取出试纸,手指不要触摸试纸的测量区,将试纸放入血糖仪中。

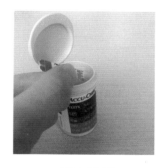

取出试纸

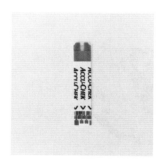

试纸

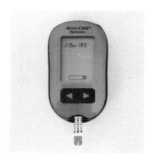

插入试纸

3)用 75% 酒精消毒指腹侧面。

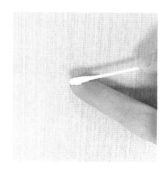

消毒指腹

4）等待酒精干燥后，用采血针按压采血，将用完的采血针放入坚硬不易穿透的容器内，如易拉罐、罐头瓶、茶叶盒、矿泉水瓶等。

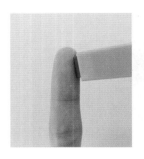
按压采血

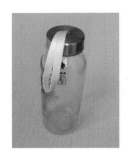
垃圾盒

5）用干净的棉棒抹去第 1 滴血，将第 2 滴血滴入试纸中，等待血糖仪出结果。

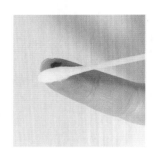
擦去第一滴血

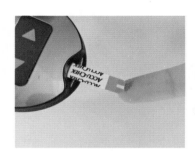
滴入试纸

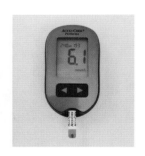
检测数值

6）用洁净棉棒按压针刺部位一到两分钟止血。

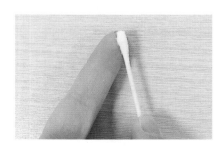
按压针刺部位

（2）即时血糖监测的注意事项

1）采血时不要用力挤压采血部位,容易使得数值偏低。

2）扎针时第一滴血注意一定要拭去,因为第一滴血一般含有更多的组织液,影响结果。

3）选择采血量的时候,应不多不少,这样既可以减轻疼痛也能保证数值的准确性。

4）不可选择对监测有干扰性的消毒剂,如碘伏等。

5）若血糖数值异常,应重复监测一次,必要时通知医生采取措施。

（3）采血部位的选择及轮换

重复在同一手指或部位采血,容易引起手指疼痛加重,增加恐惧心理,也能影响采血口的愈合,造成"蜂窝手指"。这里,给大家介绍一种手指轮换采血的方法,能有计划地轮换采血手指和采血部位,给手指充分的愈合时间。

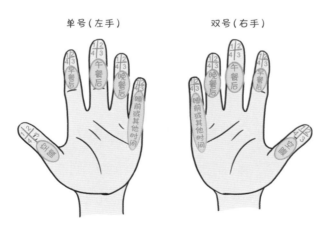

左右手部位轮换

1）区域划分:将末梢采血部位分为四个等分区域,并按顺时针顺序轮换。

2）间隔距离：每次采血点距离上一次采血点，至少间隔 0.3 厘米，避免同一处组织重复受损。

3）双手轮换：单号左手双号右手，左边一次，右边一次，部位对称轮换。

4）血糖监测时间对应部位轮换：空腹——大拇指，早餐后——食指，午餐后——中指，晚餐后——无名指，睡前或其他时间——小拇指。

5）采血部位的轮换，要建立在采血部位健康的基础上，如果有不适合采血的情况，还要根据具体情况选择合适的采血部位。

| 监测点 | 手指 | 象限 |
| --- | --- | --- |
| 空腹 | 大拇指 | 1234 顺时轮换 |
| 早餐后 | 食指 | 1234 顺时轮换 |
| 午餐后 | 中指 | 1234 顺时轮换 |
| 晚餐后 | 无名指 | 1234 顺时轮换 |
| 睡前或其他时间 | 小指 | 1234 顺时轮换 |

各时间点监测手指

## 2. 扫描式血糖仪——无须扎手指的血糖仪

测血糖总会有疼痛感，很多糖友一听到"测血糖"三个字就会有一种焦虑紧张的情绪。近年来，扫描式血糖仪逐渐走进我们的视野，受到广大糖友喜欢。

扫描式血糖仪是将葡萄糖探头植入人体组织内，通过扫描仪感应血糖浓度，佩戴操作都很方便，能连续记录 14 天的血糖曲线，对了解血糖变化规律、预防血糖过高过低都很有帮助。

（1）葡萄糖探头植入方法

1）部位选择：上臂背侧脂肪层比较丰富，是优先选择的部位。

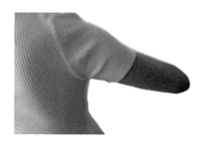

上臂背侧

2）用酒精棉棒消毒选好的部位，待干。

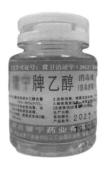

75% 医用酒精

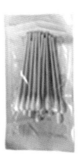

棉棒

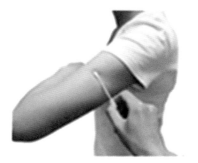

用酒精棉棒消毒

3）将传感器组件包上的包装膜撕开，放在坚硬平整的平面上，将敷贴器盖子旋开，将组件包和敷贴器上的黑色标记上下对准，垂直用力按下传感器敷贴器，直到按不到为止。整个过程应该在坚硬的平板上操作。

包装膜

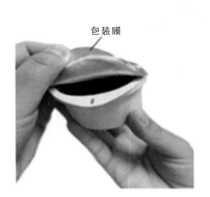 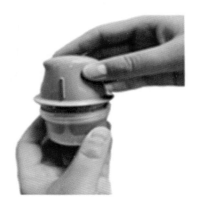

撕开包装膜　　　　　　　　　　　拧开盖子

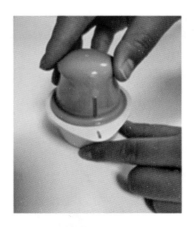

组装传感器

4）提起传感器敷贴器，其内含有一个针头，注意不要触摸传感器敷贴器内侧或是将其放回传感器组件中，更不要触碰针头。

5）紧绷佩戴部位的皮肤，将传感器敷贴器放在敷贴部位上，用力按下敷贴传感器,轻轻按压传感器周围的粘贴片,确保传感器粘贴牢固。

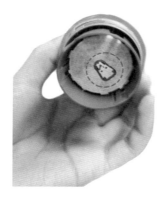
拔出传感器

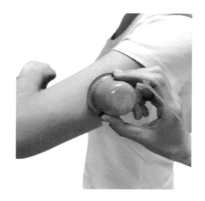
安装传感器

(2)启动探头

1)打开扫描检测仪,点击"启动新的传感器"。

2)手持扫描检测仪靠近传感器,距离不超过 4 厘米。

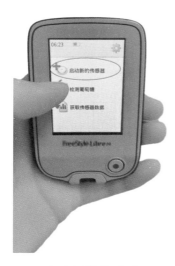
启动新的传感器

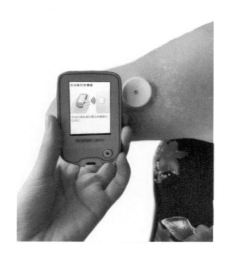
扫描传感器

3)确认传感器状态,等待 2 分钟后启动扫描仪。

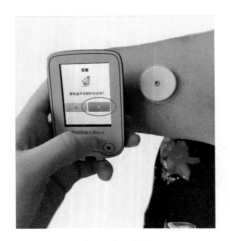 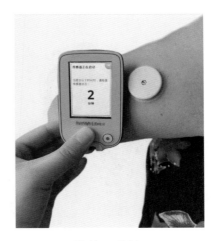

按下"是"键　　　　　　　　　　等待 2 分钟

4)启动成功,24 小时后可使用。

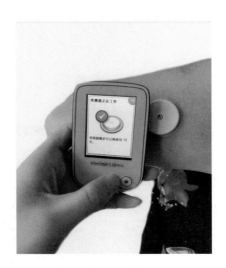

启动成功

(3)血糖检测

1)打开扫描检测仪,选择"检测葡萄糖"。

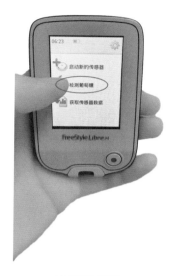

检测葡萄糖

2）手持扫描仪靠近患者的传感器即可获取葡萄糖数值。

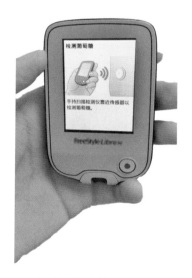

手持扫描仪靠近传感器

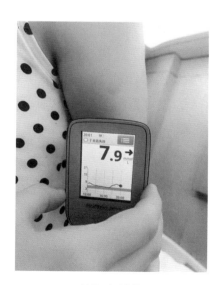

获取血糖值

3）查看动态血糖谱。

每日葡萄糖总结

2020 年 12 月 14 日—2020 年 12 月 23 日（10 天）

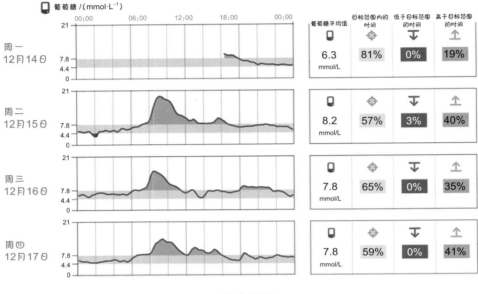

动态血糖谱

（4）移除传感器

当传感器佩戴满 14 天时,需要移除。将传感器敷贴在皮肤上的粘贴片边缘拉起,缓慢从皮肤上撕下。可以用温肥皂水或异丙醇清除皮肤上剩余的黏性残留物。

（5）注意事项

1）佩戴完之后,探头需要与周围组织液充分浸润,以达到葡萄糖平衡,因此机器需要 60 分钟的激活时间。在机器刚开始运行时,数值可能会不准确,这与探头仍在慢慢适应机体的葡萄糖浓度有关。

2）传感器葡萄糖读数反映的是组织液中葡萄糖的浓度,不是血液中葡萄糖的浓度,不能作为诊断和用药的依据。

3）监测期间可淋浴（避免高温）、适量运动（禁止剧烈运动）,避免长期挤压探头（尤其注意睡觉期间）。

4）佩戴扫描式血糖仪动态血糖监测期间,不能进行磁共振检查。

5）传感器套件存放在 4 ~ 25℃的温度下,传感器不一定要放在冰箱里,但只要冰箱的温度在 4 ~ 25℃之间,还是可以存放的。避免冷冻,如果过期也不能使用。

6）药物影响:如使用抗坏血酸可能会使读数假性升高,如使用水杨酸(阿司匹林、对乙酰氨基酚)可能会使读数略微降低。

**答疑解惑**

很多人都会有这样的疑问,为什么用扫描式血糖仪测的数据和指尖血糖测量数据不一样? 这是因为指尖血糖是毛细血管的血糖,而瞬感测得的血糖是组织液的葡萄糖浓度。组织液内葡萄糖浓度和毛细血管内葡萄糖浓度会存在时间上的差异,指尖血糖的变化一般会早于组织液血糖的变化,所以有时瞬感的血糖比指尖血糖延迟。

# 八、老年糖尿病患者慢性并发症的照护

　　糖尿病的慢性并发症常常发生于血糖控制不佳或病程较长的患者，是糖尿病致死、致残的主要因素。糖尿病的慢性并发症主要由血管病变引起，分为大血管病变和微血管病变两部分，大血管病变主要有心血管病变、脑血管病变和周围血管病变，微血管病变主要有视网膜病变和肾脏血管病变。

　　糖尿病的慢性并发症是不可逆的，常常有多种并发症并存的现象，由此带来的病痛严重影响了老年糖友们的生活质量。

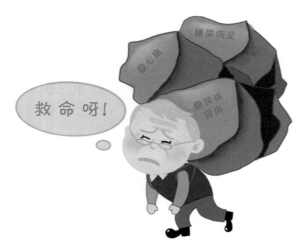

糖尿病慢性并发症

## （一）"糖心病"是糖友死亡的主要原因

　　"糖心病"是糖尿病性心脏病的简称，指糖尿病患者并发或伴发的心脏病，是在糖尿病基础上发生和发展的一种慢性并发症，也是糖尿病患者死亡的主要原因之一。

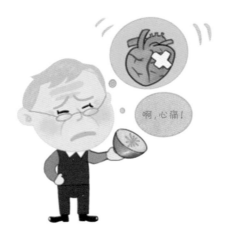

糖心病

糖尿病会导致糖和脂肪的代谢紊乱,威胁心脏健康。糖尿病合并心血管疾病相当于雪上加霜,会出现"1+1 > 2"的效应,使得发病年龄更早、病情更重,预后更差。

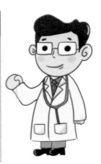

| 1/10 | 平均每 10 个中国人中就有 1 人患糖尿病 |
|---|---|
| 2/3 | 糖尿病患者约 2/3 死于心血管疾病 |
| 2 ~ 4 倍 | 糖尿病增加 2 ~ 4 倍心脏病或脑卒中风险 |
| 1/5 | 致死性心脏病 1/5 与糖尿病或糖尿病前期有关 |
| 7 ~ 8 年 | "糖心病"患者的预期寿命比不伴发心血管疾病的患者少 7 ~ 8 年 |
| n 倍 | 吸烟使糖尿病患者心脏病发生风险成倍增加 |

## 1. "糖心病"患者一般有哪些表现

糖友如果出现以下情况,要警惕可能是"糖心病"来临了:

(1)安静时心跳加快,心率超过 90 次 / 分,可伴有心慌、头晕、胸闷等不适。

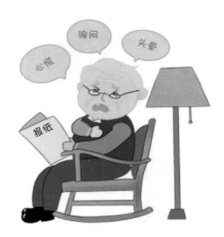

安静时心跳加快

（2）体位性低血压：起身时头晕眼花、心慌出汗、眼前发黑等，严重者发生晕厥。

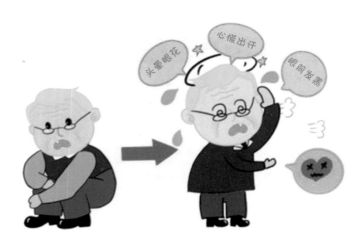

体位性低血压

（3）无痛性心肌梗死：对疼痛不敏感，出现心肌缺血不易察觉，极易误诊、漏诊。

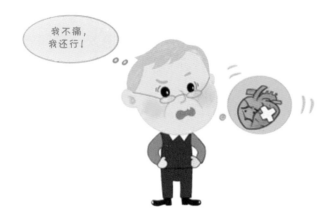

无痛性心肌梗死

（4）心血管"早衰"：糖尿病患者心血管病变发病年龄比一般人提前 5 ~ 10 年。

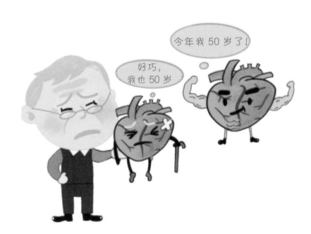

心血管早衰

## 2. "糖心病"患者的预防与照护

在生活节奏日益加快的今天，快餐外卖、高脂食物、运动减少、压力增大、高糖饮料充斥在我们的日常生活中，增加了"糖心病"发生的风险,需要引起大家的重视,做好预防,积极应对。

(1)控制饮食,减少高糖高热量食物的摄入,合理膳食,均衡营养,坚持运动锻炼,恢复并维持理想体重。

(2)戒烟戒酒,避免熬夜,养成早睡早起的良好生活习惯。

(3)在医疗机构的帮助下,遵医嘱合理用药,进行安全降糖、调血脂、抗血小板、血压管理等综合治疗,以减少心肌梗死等严重心血管疾病的发生,降低死亡发生风险。

(4)尽早筛查,定期随访。糖尿病是一种慢性疾病,并发症的出现与病程时间相关,做到早发现、早预防、早治疗十分重要。

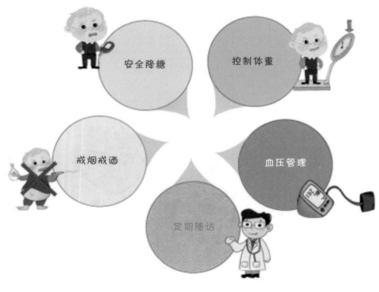

综合治疗

### 3."糖心病"患者居家疗护好方法

在此介绍一种针对"糖心病"患者设计的居家疗护方法,称"1-3-5-7-压"法,非常容易掌握和实践,不妨试试看!

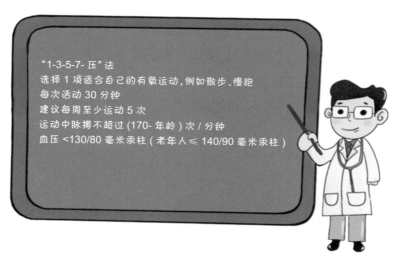

"1-3-5-7- 压"法
选择 1 项适合自己的有氧运动,例如散步、慢跑
每次活动 30 分钟
建议每周至少运动 5 次
运动中脉搏不超过 (170- 年龄 ) 次 / 分钟
血压 <130/80 毫米汞柱 ( 老年人 ≤ 140/90 毫米汞柱 )

"1–3–5–7– 压"法

## （二）糖友们要警惕脑卒中

长期的高血糖状态可以对脑血管产生损伤,出现脑缺血,重者可出现脑血栓、脑梗。常表现为头晕、失语、偏瘫,而频繁头痛、一过性视物不清、一侧肢体麻木、言语不清或性格改变都是发病信号。糖尿病患者出现这些症状往往代表病情较重,愈后较差,一定要警惕!

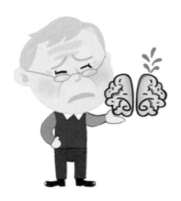

糖尿病性脑血管病

## 1. 出现以下情况一般提示发生了脑血管病

突然的面部或肢体麻木、无力,严重者口眼歪斜、流口水,一侧肢体运动障碍,或者头晕目眩、视物不清,突然晕倒;记忆力、注意力减退;认知学习能力障碍、情感障碍;甚至意识不清、昏迷。

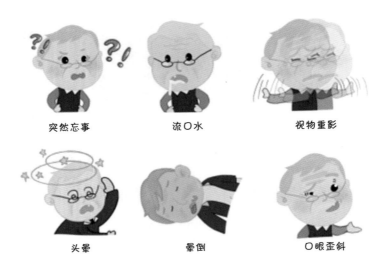

| 突然忘事 | 流口水 | 视物重影 |
|---|---|---|
| 头晕 | 晕倒 | 口眼歪斜 |

脑血管病常见表现

## 2. 一旦发生脑卒中,应该如何紧急处理

当身边老年人发生脑卒中时,应该给予合理的紧急处理,才能避免损伤加重,挽救病人的生命。

（1）不要惊慌失措,对清醒者要给予安慰,对昏迷者不要剧烈摇动叫醒,不能向嘴里灌药;

（2）使病人平卧,头偏向一侧,解开衣领,不要将其拉起或处于坐立位;

（3）及时擦干口水,取出假牙;

（4）及时拨打 120 急救电话,与医院取得联系,安全快速地运送病人到医院进行治疗。

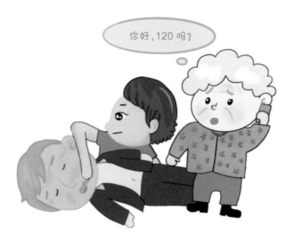

脑卒中的紧急处理

## （三）糖尿病眼病能致盲

眼睛看不清了，可不一定是老花眼了，很有可能是糖尿病造成的。

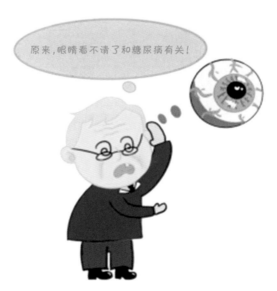

糖尿病视网膜病变

糖尿病视网膜病变是糖尿病最常见的微血管病变之一,也是糖尿病特有的并发症。糖尿病视网膜病变是成年人第一位的不可逆性致盲性疾病。

### 1. 糖尿病视网膜病变患病率高

几乎所有的长期糖尿病患者最终都可能伴发视网膜结构功能紊乱,又称糖尿病视网膜病。

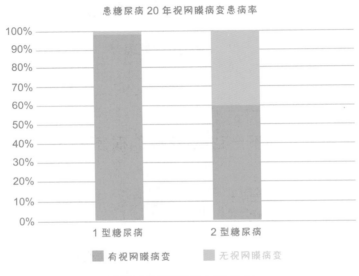

糖尿病视网膜病变患病率

### 2. 糖尿病眼病的常见表现

糖尿病眼病是视网膜发生了病变,视力改变是主要表现,与视网膜病变的程度和部位有关。早期阶段可以毫无症状,如果出现了以下几种症状,一定要引起警惕,应尽快到眼科就诊,排除眼底异常。

(1)眼前有发黑物体漂浮,形如小球、蝌蚪或蜘蛛网。

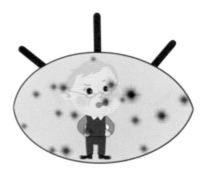

视野有漂浮物

（2）视野有闪光感。

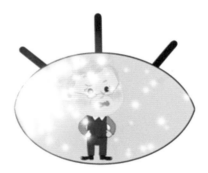

视野有闪光感

（3）视野缺损,即眼睛能看到的范围较以前明显缩小。

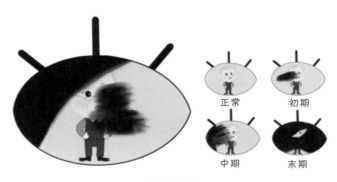

视野缺损

（4）视物不清，如隔云烟。

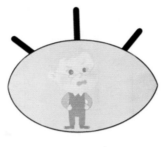

视物不清

（5）视力减退，特别是夜间视力下降最明显，或近视程度加重。

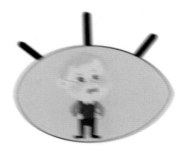

视力减退

（6）看东西出现重影。

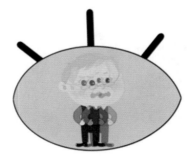

视物重影

（7）上睑下垂、眼球运动障碍。

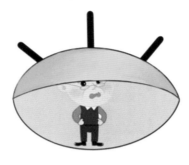

上睑下垂

（8）视力突然丧失，往往意味着眼底出血的发生。

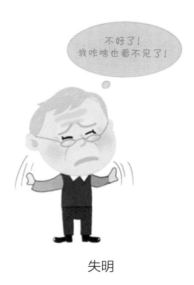

失明

### 3. 如何预防糖尿病眼病

糖尿病眼病严重影响老年人的生活质量，可导致"糖性近视"、青光眼、白内障等多种疾病。那么，糖友们该如何预防糖尿病眼病呢？尤其是老年人日常生活中应该怎么做呢？

（1）糖尿病患者需定期做眼底检查,监测眼压。早期诊断早期治疗,有助于病情的控制。

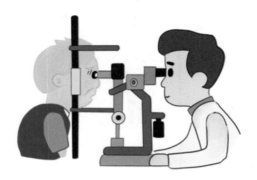

眼底检查

（2）多食用富含维生素 A 的食物补充眼部所需营养,胡萝卜素可以保护视力,预防眼病的发生,比如胡萝卜、枇杷、橙子、白菜等富含维生素 A 的蔬菜水果,还可以泡菊花枸杞茶以清肝明目。

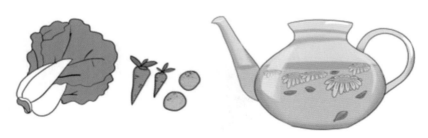

补充维生素 A

（3）外出锻炼应注意保护眼睛,选择适合的场地。不论是何种眼病,通常都会造成视力的减退。因此,在选择运动场地时,地面应尽量平坦,没有较大的起伏落差。强烈的阳光下,应戴防护眼镜,避免长时间暴露在强光照射的环境。冬季户外活动避免雪地紫外线损伤视网膜,造成所谓的"雪盲"。

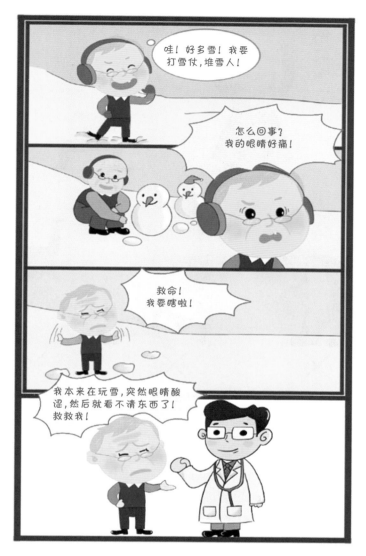

雪盲

（4）避免运动量过大或过急，以免诱发眼底出血，对眼睛造成不必要的损害。避免引起眼压升高的运动，如举重物、蹲马步等，这些均不适合糖尿病眼病患者。此外，还应避免头部低于腰部水平线以下的各种活动，如系鞋带、俯卧撑、倒立等。

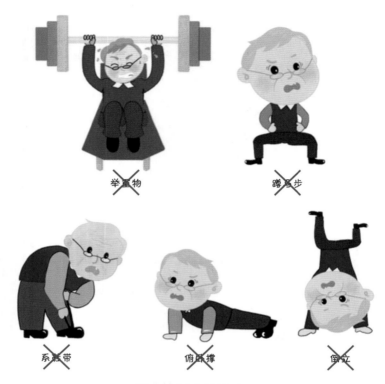

举重物　　　　　　　蹲马步

系鞋带　　　　俯卧撑　　　　倒立

避免不适宜的运动

## （四）糖友，你的肾还好吗？

我国 20% ～ 40% 的糖尿病患者合并糖尿病肾病，现已成为慢性肾功能不全和肾衰竭的主要原因。1 型糖尿病患者一般确诊 5 年后会发生糖尿病肾病，2 型糖尿病患者在诊断时就可能已经伴有糖尿病肾病了。糖友，你的肾还好吗？

确诊糖尿病后每年应至少进行一次肾脏病变筛查，主要包括尿常规、尿白蛋白 / 肌酐比值和血肌酐，有助于发现早期肾脏损伤，鉴别非糖尿病性肾病。

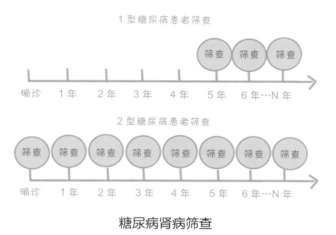

1 型糖尿病患者筛查

确诊　1 年　2 年　3 年　4 年　5 年　6 年…N 年

2 型糖尿病患者筛查

确诊　1 年　2 年　3 年　4 年　5 年　6 年…N 年

糖尿病肾病筛查

### 1. 糖尿病肾病的表现

　　老年糖尿病患者如果出现了蛋白尿、水肿、高血压，很有可能是肾脏出了问题。糖尿病肾病早期可能无症状，随着病情进展，会出现蛋白尿、水肿（下肢凹陷性水肿、面部及眼睑水肿、胸水、腹水）、高血压，还会有贫血、乏力、食欲缺乏、尿量减少等症状。

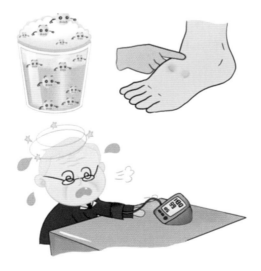

蛋白尿、水肿、高血压

## 2. 透析治疗与肾移植

糖尿病肾病如果控制不好,会发展成肾衰竭,到这时患者多数选择透析治疗或肾脏移植。透析治疗是持续性的,每周至少要透析三次,对工作生活影响都很大。肾移植费用很高,移植后需要终身服用抗排异的药物,而匹配的肾源也是可遇不可求的。所以,肾衰竭阶段的患者,生命与财产会受到严重威胁。

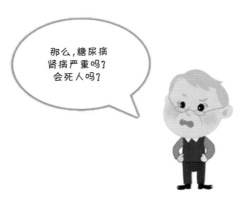

糖尿病肾病与死亡

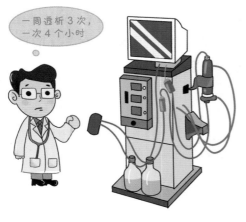

透析治疗

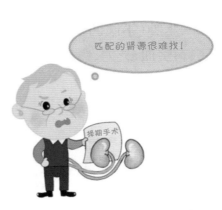

肾移植治疗

### 3. 如何预防糖尿病肾病的发生发展

很多老人不知道糖尿病会毒害肾脏,等到出现蛋白尿、水肿等症状时才就医,结果一查就已经到了肾衰竭程度。还有一些糖友依从性差,视而不见,不主动就医,甚至随意增减药量,胡吃海喝,不好好控制血糖,严重损害了肾脏。其实,糖尿病肾病能够通过积极预防和治疗来控制病情的发展,从而延缓肾衰竭的发生。

(1)低盐低脂高膳食纤维糖尿病饮食。

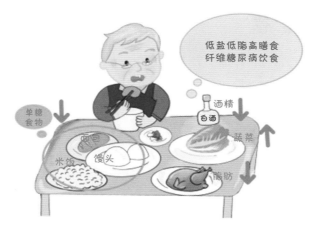

合理饮食

(2)戒烟戒酒。

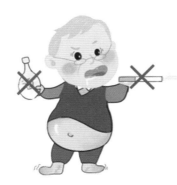

戒烟戒酒

(3)适量运动,肥胖者减轻体重。

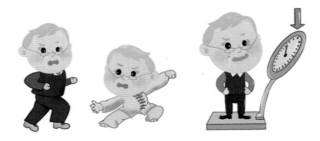

控制体重

（4）早期筛查。

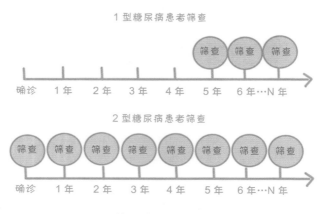

糖尿病肾病筛查

（5）合理用药，控制血压、血糖和血脂。

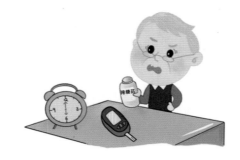

合理用药

（6）预防感染。

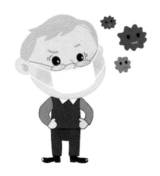

预防感染

## （五）"糖衣炮弹"下，痛苦的神经网

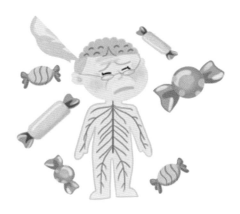

"糖衣炮弹"

　　"糖衣炮弹"带来的可不是甜蜜，伴随的反而是痛苦。神经系统遍布身体的各个部位，管辖着我们的感觉与运动，高血糖会带来各种各样的不适感与功能障碍。糖尿病对患者全身神经网络的毒害从不手软，老年糖友们更是受害颇深。

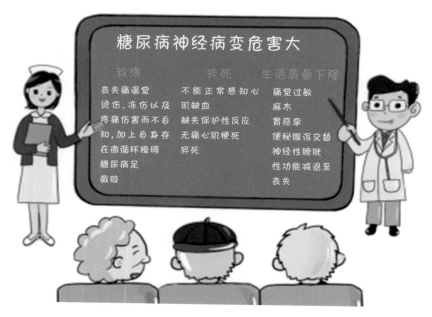

糖尿病神经病变

糖尿病神经病变是糖尿病患者神经系统发生的多种病变的总称，是糖尿病常见并发症之一，发病率高、致残率高是它的特点，比糖尿病视网膜病变、糖尿病肾病发病率高，症状出现早。

1. 糖尿病神经病变有哪些症状

我们都知道神经系统就像是全身各种脏器、组织的指挥官，如果指挥官都病了，那么各个器官的功能也就失常了。相应的，我们从各个组织器官的功能异常可以探查到神经病变的发生。

糖尿病神经病变包含周围神经病变和自主神经病变，那么糖尿病神经病变的具体表现有哪些呢？

周围神经病变

（1）最常见，以感觉障碍为主，通常两侧肢体对称性出现，下肢比上肢严重，病情进展缓慢。

双手或双脚感觉异常，麻木、蚁走（像很多蚂蚁在皮肤上行走）、虫爬、发热、触电样感觉,常常从脚趾往膝盖方向发展,患者有穿袜子或戴手套的感觉,伴有烧灼、针刺感或像踩在棉花上的感觉。

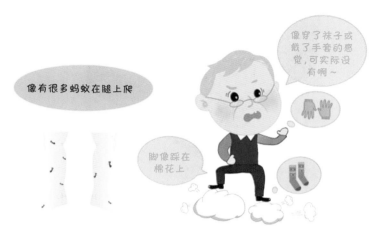

感觉异常

(2)疼痛,呈刺痛、灼痛、钻凿样疼痛,像在骨髓深处作痛一样剧烈,难以耐受,夜间和寒冷季节加重。有时甚至难以承受被子的压力,必须把被子撑起来才行。

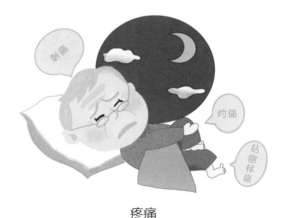

疼痛

(3)肌肉萎缩,行走困难甚至瘫痪。

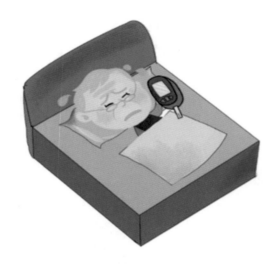

肌肉萎缩

自主神经病变

自主神经病变较常见,也较早出现,累及的神经不受人体意志控制。

(1)两侧瞳孔大小不同。

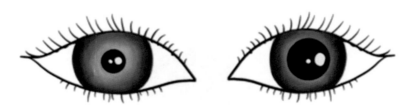

双侧瞳孔不等大

(2)在运动后或温暖环境中易出汗,但是上半身、头颈部多汗,而下肢寒冷。有的患者吃饭时上身会大汗淋漓。

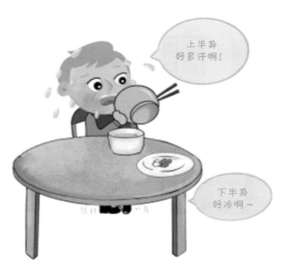

排汗异常

（3）胃排空变慢，便秘或腹泻等胃肠道功能紊乱。

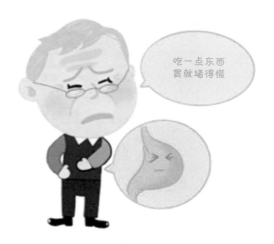

胃排空慢

（4）尿频、尿急、尿痛而无力排尿，尿潴留、尿失禁、阳痿等。

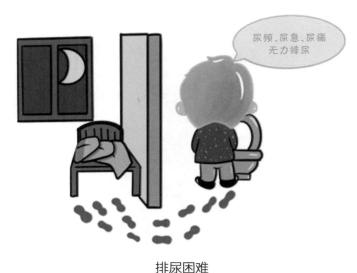

排尿困难

## 2. 糖尿病神经病变重在预防

糖尿病神经病变的治疗较为棘手,常选择中西医结合、内外合治的方法,注重治疗方法的多样性和个体化,以取得较好疗效。为延缓神经病变的发生与发展,提早预防尤为重要。

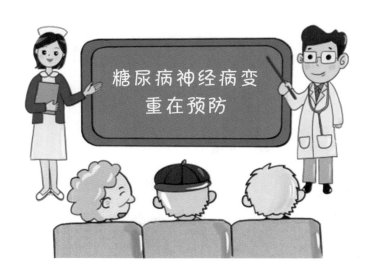

（1）做好血糖监测，积极控制血糖、血压、血脂等影响神经病变的因素。

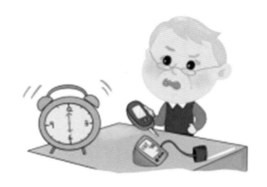

控制血糖、血压、血脂

（2）使用较大剂量的维生素，如 B 族维生素、维生素 C 和维生素 E。

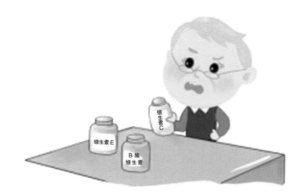

使用大剂量维生素

（3）使用改善微循环的血管活性药物，在这方面，中医中药常发挥较大的作用。

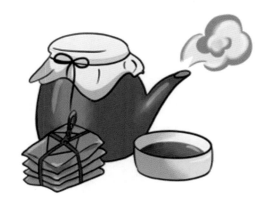

中医中药

（4）对症治疗，缓解疼痛、减轻麻木、避免体位性低血压、调节大小便通畅等，尽量减轻患者的痛苦。

## （六）糖尿病足有被截肢的可能

糖尿病足病是糖尿病患者因下肢远端神经异常和不同程度的血管病变导致的足部感染、溃疡和／或深层组织破坏，严重者最终会导致坏疽或截肢。

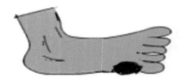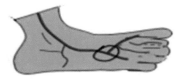

糖尿病足

糖尿病足的致残率和致死率都很高，而且多发生于老年糖尿病患者。

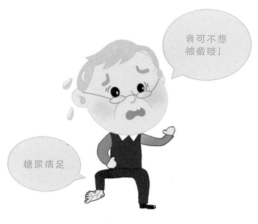

糖尿病足

◇患病率高,糖尿病患者发生足溃疡的风险高达 25%!

◇截肢率高,全球每 30 秒就有一例糖尿病患者失去下肢!

◇死亡率高,糖尿病患者截肢后 5 年的死亡率达 50% 以上!

◇治疗费用高,糖尿病足治疗花费常常数以万计!

## 1. 糖尿病足有哪些表现

糖尿病足的早期,轻者足部知觉逐渐麻木丧失,或无故疼痛,会出现各种疼痛的异常感觉,比如针刺感、灼热感、双足发凉冰冷,双腿也随之出现异常隐痛等症状。随着时间推移,疼痛加剧,会产生微循环障碍以及动脉堵塞,造成下肢足部伤害,细菌感染,坏疽发生,导致皮肤和皮下组织甚至骨的局限性损伤,需要足部截肢。

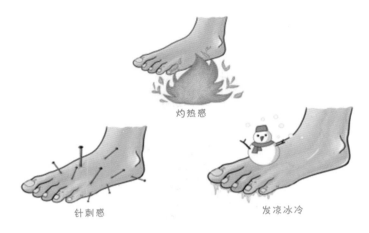

灼热感

针刺感

发凉冰冷

糖尿病足早期症状

## 2. 老年糖尿病足的照护要点

75% ~ 80% 的糖尿病足是可以预防的,在糖尿病慢性并发症中,糖尿病足是相对容易识别、预防比较有效的并发症。控制血糖是基础,自我保健是关键,这需要糖友及其家人的配合。

(1)应每天照镜子检查足部,特别是足底、趾间及足底变形部位,看是否有破皮、水疱、皮肤干燥、开裂、鸡眼和老茧等。

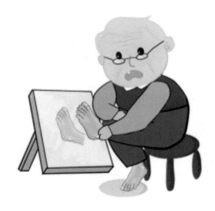

检查足部

（2）每天用温水洗脚（低于 37℃），先用手背试温，不要泡脚，每次洗脚不应超过 5 分钟。洗完后，用浅色的毛巾擦干，特别是脚趾间，然后在脚部均匀涂抹润肤露，使脚部保持水润

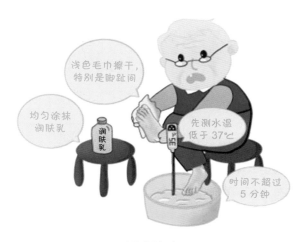

温水洗脚

（3）不能让趾甲长得过长，水平地修剪趾甲，注意避免剪得过深，老年人应由家人帮忙修剪。

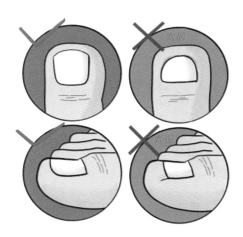

正确修剪趾甲

（4）每天勤换袜子,选择棉袜或羊毛袜,袜口要松一点,不要穿破洞、内里不平整的袜子。

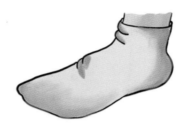

勤换袜子

（5）鞋子应选择宽松、鞋底较厚硬而鞋内柔软的透气鞋子,不要穿露脚趾的凉鞋,也不要赤脚穿鞋或穿尖头鞋、高跟鞋等。每次穿鞋前检查鞋内是否平整,是否有异物。

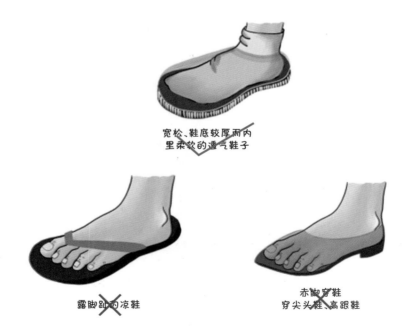

宽松、鞋底较厚而内里柔软的透气鞋子

露脚趾的凉鞋

赤脚穿鞋 穿尖头鞋、高跟鞋

正确选择鞋子

（6）合理运动,可选择不负重运动,如游泳、太极等,少跑步、爬山。如果行动不便,可以按摩腿部,改善下肢血液循环。

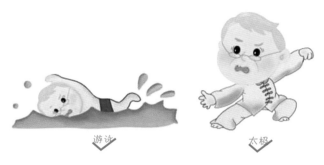

游泳　　　太极

合理运动

（7）平时不赤脚,不用热水袋、电热器等物品直接保暖足部。

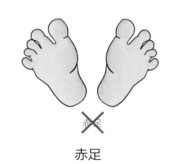

赤足

赤足

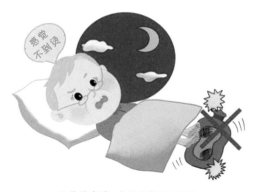

感觉不到烫

不用热水袋、电热器等保暖足部

容易受伤

（8）如果足部外伤，第一时间用流动的清水冲洗伤口后及时就医；至少每年到医院做一次糖尿病足部的并发症检查。

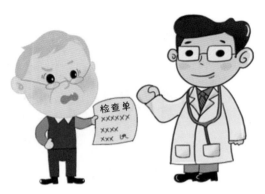

至少一年一次糖尿病足部并发症检查

定期检查